El entrenam
dormir a los bebés

Las Soluciones sin llanto para Recién Nacidos y Niños Pequeños para enseñar a su Hijo a Dejar de Llorar, dormir toda la noche y potenciar la disciplina [Baby Sleep Training, Spanish Edition]

Clara La Madre

Copyright texto © 2021 por Clara La Madre

Nota legal

La información contenida en este libro y su contenido no está diseñada para reemplazar o tomar el lugar de cualquier tipo de consejo médico o profesional; y no pretende reemplazar la necesidad de asesoramiento profesional médico, financiero, legal o de otro tipo independiente o servicios, que puedan ser necesarios. El contenido y la información de este libro se ha proporcionado con fines educativos y de entretenimiento.

El contenido y la información contenida en este libro ha sido recopilada de fuentes consideradas fiables, y es exacta al leal saber y entender, la información y la creencia del autor. Sin embargo, el autor no puede garantizar su precisión y validez y no se hace responsable de los errores y / u omisiones. Además, los cambios se realizan periódicamente a este libro como y cuando sea necesario. Cuando sea apropiado y / o necesario, se debe consultar a un profesional (incluyendo, pero no limitado a su médico, abogado, asesor financiero o cualquier otro asesor profesional) antes de usar cualquiera de los remedios sugeridos, técnicas, o información en este libro.

Al utilizar los contenidos y la información contenida en este libro, se compromete a mantener indemne al autor de y contra cualquier daño, costos y gastos, incluyendo honorarios legales potencialmente resultantes de la aplicación de cualquiera de la información proporcionada por este libro. Esta declaración es válida para cualquier pérdida, daño o perjuicio causado por el uso y aplicación, ya sea directa o indirectamente, de cualquier consejo o información que se presenta, ya sea por incumplimiento de contrato, agravio, negligencia, lesiones personales, criminal, o bajo cualquier otra causa de acción.

Usted se compromete a aceptar todos los riesgos del uso de la información que se presenta dentro de este libro.

El usuario acepta que al continuar a leer este libro, cuando sea apropiado y / o necesario, se consultarán un (asesor o cualquier otro asesor, según sea necesario, incluyendo pero no limitado a su médico, abogado o financiera) antes de usar cualquiera de los remedios sugeridos , técnicas, o información en este libro.

Tabla de contenido

INTRODUCCIÓN 6

Capítulo 1: Aprender el sueño es importante 8

Capítulo 2: Aprender los patrones del sueño recién nacidos26

Capítulo 3: Estudio de las etapas de los ciclos del sueño y del sueño 29

Capítulo 4: Crear un espacio agradable sueño 40

¿Qué es el SIDS? 43

Capítulo 5: Establecer una rutina............................. 46

Capítulo 6: Mango despertares nocturnos 54

Manejo de los hábitos de dormir bebé saludable 61

¿Por qué despierta bebé por la noche y no dormir 67

Capítulo 7: Importancia de Alimentación 71

Capítulo 8: horario de alimentación tiempos........................ 77

Capítulo 9: Cuida de mamá...................................... 79

Capítulo 10: Cuida de una nutrición adecuada..................... 83

Capítulo 11: Trata de equilibrar su sueño con el recién nacido 92

Capítulo 12: Aprender Sus responsabilidades.................... 101

Capítulo 13: Trastorno de movimiento periódico de extremidades y sus tratamientos 113

Cuando los trastornos del sueño Do Begin? 114

Cómo Trastornos impedir el sueño..117

Capítulo 14: ¿Qué es la parálisis del sueño? 119

Capítulo 15: La comprensión nicturia como un trastorno del sueño común.. 121

Capítulo 16: Una visión general de hablar dormido 123

Capítulo 17: Cómo hacer frente a roncar? 125

CONCLUSIÓN.. 127

INTRODUCCIÓN

Para empezar, no hay que olvidar donde los niños vienen. Más recientemente, el bebé desarrolla en condiciones muy suaves - dentro del útero de la madre. Él no conocía ni el hambre, ni sed, ni el frío, ni los sonidos fuertes, ni el cansancio, ni la luz del día. Nunca estaba solo - los movimientos de su madre lo mantuvieron calmándolo todo el tiempo. Y ahora frente a él es todo el mundo que él tiene que abrir.

Nadie está hablando de tratar de repetir las condiciones en la casa en la que el niño estaba en la panza de su madre. Ya ha dejado aquí, y no hay vuelta atrás; tendrá que adaptarse a su nuevo hábitat. Sin embargo, será mucho más fácil para el bebé para hacer esto si facilitamos esta transición.

Sabemos lo pacífico que el niño se siente si la mamá o el papá pone su cabeza en su pecho. También sabemos muy bien cómo irritaba que reacciona a los movimientos ruidos fuertes o repentinos. Tenga cuidado de que el niño se sienta cómodo, que no tiene que esperar mucho tiempo cuando quiere comer, ver su temperatura - todo esto es parte de la atención que necesita.

Los bebés necesitan ayuda para un largo período de tiempo; no son capaces de satisfacer sus propias necesidades - tanto física como emocional. Estar al lado de la madre, el niño comienza poco a poco a descubrir por sí mismo y de su propio cuerpo, su separación de la madre. Por lo tanto, el contacto físico es muy importante, sobre todo en los primeros meses y años de vida. El niño se sienta protegido y se basa en esos momentos el valor que tiene que alejarse de sus padres, y con calma permanecer solo.

La mayor parte del día, un recién nacido hace del sueño, en promedio, veinte horas, o al menos dieciséis a veinte horas. A menudo se despierta porque tiene hambre. Momentos de vigor última por un corto tiempo, el niño es casi siempre excitado; a menudo llora. Un punto muy importante en relación con el sueño de un recién nacido es que no hay que olvidar que el bebé se queda dormido casi al instante con el sueño inquieto.

Capítulo 1: Aprender el sueño es importante

Sueño ... es algo que todos necesitamos. Es muy importante para los padres, bebés, niños pequeños y así, todo el mundo! Trágicamente, una gran cantidad considerable de nosotros no reciben suficiente de ella - nuestros bebés incluidos.

Nosotros, como un todo, necesitamos cantidades adecuadas de sueño para funcionar correctamente y, es especialmente significativa para el avance de estos bebés y niños juveniles. Se prueba que el sueño negó adultos experimentan problemas para concentrarse y realizar y puede sufrir de problemas mentales y físicos en el largo plazo. Por lo tanto, no podemos esperar que un bebé de privación de sueño a la función, ya sea!

El sueño es fundamental para la reactivación físico y mental, un marco invulnerable funcionamiento, desarrollo sustancial y la función cognitiva. Sin dormir lo suficiente, su bebé va a terminar inestable, irritable y triste. Lo que es más, a agravar la situación, el sueño dificultades en las primeras etapas será meterse más con su límite más sacado plazo con respecto a la profunda, el sueño relajante.

Los bebés y los niños que no duermen lo suficiente se nombran a menudo sin razón 'exigente' y 'impredecible', cuando en realidad están demasiado agotados como para pensar en que funcione correctamente. Es un hecho que los bebés que sufren de esta baja calidad del sueño a menudo tienen padres que son consumidos así mismo ya lo largo de estas líneas incapaces de apreciar, cuidar y sostener a sus hijos, ya que puede ser que desee.

Como se indica en un informe de continuo por la Asociación Nacional del Sueño, más del 70% de los recién nacidos y los bebés tienen un problema de sueño.

Si no se trata, más de la mitad de los bebés que sufren de problemas de sueño mantendrá al encontrarse con problemas a través de preescolar y en edad escolar.

Una cantidad inadecuada de sueño en los bebés y los niños es una amenaza para el bienestar, la conducta, la mentalidad, la consideración, la memoria y la capacidad de aprendizaje.

Algunos padres sienten que tienen bebés abandonados, irritables. "Mi bebé llora durante todo el día, cada vez que cuando está despierto ... Por supuesto que es difícil!" Quisquilloso - sí. Incesantemente irritable - no. Algunos bebés podrían ser más delicado y sensible. Sin embargo, los bebés que lloran tanto están haciendo, como tal, que es como debe ser. Aceptar que no hay inconvenientes terapéuticos y que un bebé no está en el tormento, el bebé podría llorar durante el día, porque está básicamente agotado! Independientemente de si se pone siestas cat ocasionales en gran medida, no va a explicar la dificultad general de sueño que es tan vital para la prosperidad.

Así, en primer lugar: Si calcula su bebé no está recibiendo la cantidad adecuada de sueño para funcionar correctamente y estar en todo descansó, es una oportunidad ideal para ocuparse de los negocios. Observar su conducta cotidiana y hágase algunas preguntas:

¿Cuántas siestas no se toma todos los días?

¿Por cuánto tiempo son estas siestas?

¿Cuánto tiempo que permanecer despierto entre las siestas?

¿Cuánto sueño iba a decir que está recibiendo durante la noche?

En la estela de dar sentido a ejemplos esenciales de su bebé, es posible que tenga que volver a configurar ciertas partes de su sueño todos los días para garantizar su bebé está bien descansado y el contenido

¿Por qué sueño del bebé es tan importante

Sueño ... es algo que todos necesitamos. Es muy importante para los padres, bebés, niños pequeños y así, todo el mundo! Trágicamente, una gran cantidad considerable de nosotros no reciben suficiente de ella - nuestros bebés incluidos.

Nosotros, como un todo, necesitamos cantidades adecuadas de sueño para funcionar correctamente y, es especialmente significativa para el avance de estos bebés y niños juveniles. Se prueba que el sueño negó adultos experimentan problemas para concentrarse y realizar y puede sufrir de problemas mentales y físicos en el largo plazo. Por lo tanto, no podemos esperar que un bebé de privación de sueño a la función, ya sea!

El sueño es fundamental para la reactivación físico y mental, un marco invulnerable funcionamiento, desarrollo sustancial y la función cognitiva. Sin dormir lo suficiente, su bebé va a terminar inestable, irritable y triste. Lo que es más, a agravar la situación, el sueño dificultades en las primeras etapas será meterse más con su límite más sacado plazo con respecto a la profunda, el sueño relajante.

Los bebés y los niños que no duermen lo suficiente se nombran a menudo sin razón 'exigente' y 'impredecible', cuando en realidad están demasiado agotados como para pensar en que funcione correctamente. Es un hecho que los bebés que sufren de esta baja calidad del sueño a menudo tienen padres que son consumidos así mismo ya lo largo de estas líneas incapaces de apreciar, cuidar y sostener a sus hijos, ya que puede ser que desee.

Como se indica en un informe de continuo por la Asociación Nacional del Sueño, más del 70% de los recién nacidos y los bebés tienen un problema de sueño.

Si no se trata, más de la mitad de los bebés que sufren de problemas de sueño mantendrá al encontrarse con problemas a través de preescolar y en edad escolar.

Una cantidad inadecuada de sueño en los bebés y los niños es una amenaza para el bienestar, la conducta, la mentalidad, la consideración, la memoria y la capacidad de aprendizaje.

Algunos padres sienten que tienen bebés abandonados, irritables. "Mi bebé llora durante todo el día, cada vez que cuando está despierto ... Por supuesto que es difícil!" Quisquilloso - sí. Incesantemente irritable - no. Algunos bebés podrían ser más delicado y sensible. Sin embargo, los bebés que lloran tanto están haciendo, como tal, que es como debe ser. Aceptar que no hay inconvenientes terapéuticos y que un bebé no está en el tormento, el bebé podría llorar durante el día, porque está básicamente agotado! Independientemente de si se pone siestas cat ocasionales en gran medida, no va a explicar la dificultad general de sueño que es tan vital para la prosperidad.

Así, en primer lugar: Si calcula su bebé no está recibiendo la cantidad adecuada de sueño para funcionar correctamente y estar en todo descansó, es una oportunidad ideal para ocuparse de los negocios. Observar su conducta cotidiana y hágase algunas preguntas:

¿Cuántas siestas no se toma todos los días?

¿Por cuánto tiempo son estas siestas?

¿Cuánto tiempo que permanecer despierto entre las siestas?

¿Cuánto sueño iba a decir que está recibiendo durante la noche?

En la estela de dar sentido a ejemplos esenciales de su bebé, es posible que tenga que volver a configurar ciertas partes de su sueño todos los días para garantizar su bebé está bien descansado y contenido.

El sueño de entrenar a su bebé

Todas las personas necesitan dormir. Dormir es importante porque le da al cuerpo la oportunidad de recuperarse y recargar. Los adultos necesitan de 6 a 8 horas de sueño para descansar, mientras que los bebés necesitan un total de 8 horas de sueño por noche y descansar durante todo el día. Dormitorio tiene una gran importancia en nuestras vidas, y que incorpora la recuperación celular y las condiciones del sistema sensorial y de ayudantes generales en el desarrollo de nuestro cuerpo, el cerebro y el bienestar. Los bebés necesitan dormir para crear músculos esqueléticos, las estructuras, las funciones cerebrales, y los diferentes órganos. Además, dormir permite que el cuerpo para regenerar las uñas, las uñas, el cabello y la piel. Sleep anima el desarrollo de su bebé, y cuando esto se logra, su bebé puede alcanzar una vida saludable.

La elección de la cama adecuada

Se recomienda configurar un entorno protegido para dormir a su bebé antes de que él llega a casa. Usted puede comprar una litera encantador y cama de las hojas de diferentes tiendas. Bebé asociados punto de venta puede informar sobre la mejor ropa de cama para su bebé. Para asegurar así sus Sueños del bebé, la cama o en el estudio deben sentir perfecta. Su bebé debe tener una cama agradable y una situación tranquila para descansar antelación.

La comodidad de la cama de su bebé es sólo una preocupación. Otra es que debería dar seguridad a ellos para conseguir una buena noche de sueño. Las hojas debe ser agradable y delicado para la piel sensible de su bebé. Una capa que es desagradable o incluso demasiado cómodo que disminuye el consuelo del bebé a lo largo de estas líneas. Esto causa la interferencia del sueño. La cama debe ser asimismo excelente para los ojos del bebé. Hay una amplia gama de planes y texturas brillantes en el mercado hoy en día que hace la elección de buena calidad acostarse con un divertido y simple asignación de tutores.

Dormir con su bebé

La posición fundamental favorable en dormir con su bebé es el tiempo de mantenimiento ampliado. Es ventajoso para usted, ya que no es nada difícil tener a su bebé a su lado, sobre todo cuando se está amamantando y estar cerca es alentador para su bebé. Tal como se indica por la investigación, los bebés que duermen junto a sus madres tienen menos problemas para dormir y lloran menos. El colecho le da a su bebé calor, sonido, aroma, contactos, y otra de entrada táctil que hace que su bebé a reaccionar positivamente. Dormir con su bebé es excepcionalmente seguro y remunerado. Sea como fuere, depende de las circunstancias individuales. Si los guardianes fuman o consumen medicamentos ilegales, dormir con su bebé es inseguro.

No dormir con su bebé lo expone a peligros potenciales; por ejemplo, accidental. Además, siempre es ideal para utilizar una firma, pero colchoneta cómoda, y el punto de la reclusión en el uso de la almohadilla y cubiertas. Del mismo modo, esto podría ser difícil para la relación, ya que puede estar cerca de su bebé, sin embargo, por lo menos con su pareja ya que podría utilizar al bebé como una barrera entre usted y su pareja. Dormir con su bebé requiere medidas específicas de precaución que deben adoptarse para garantizan la seguridad del bebé.

Sueño del bebé del sueño

¿Con qué frecuencia has dicho esto a su bebé, usted mismo, y el universo? Si solo había una respuesta mágica para conseguir bebé a dormir. Uno que no ofreció la mediación en relación con un padre y no era en absoluto problemático para el bebé aprenda.

Ese bebé podría nacer con el sueño durante el tiempo que la calidad que misteriosamente entra en acción cuando están fuera del vientre. Lamentablemente, ese no es el caso. Nosotros necesitamos interceder, y es una aptitud a un bebé debe aprender. ¿Alguna vez has escuchado la frase "dormir como un bebé"? Bueno, no sé ustedes, pero, a partir de lo que he visto, son relativamente pocos los niños dormir como un bebé, cuando nacen. Claro, que duermen durante el día y por períodos breves durante la noche, sin embargo, más a menudo que no están durmiendo cuando podíamos mejor trato con ellos estar despierto y alerta cuando podría mejor trato con ellos estar dormido.

La razón más ampliamente reconocido que un bebé no dormirá es que no saben cómo. Pueden quedarse dormido en nosotros, en el vehículo, con un chupete, que se agita, etc., pero no pueden permanecer dormido sin nuestra ayuda. Con las mejores intenciones, hemos creado una situación en la que es imposible para nuestro bebé a dormir como los progresos de la noche. Nos necesitan para volver a hacer las condiciones en las que en un principio se durmió. No necesitamos para vencer nosotros mismos a lo largo de por qué dejamos que esto ocurra, pero empezamos a aprender por qué tenemos que hacer grandes inclinaciones del sueño del bebé.

¿Sería una buena idea para nosotros dar nuestro bebé la oportunidad de llorar hasta altas horas de la noche? Es imposible no tener un cierto grado de llorar cuando llevamos a cabo los arreglos del sueño del bebé. Hay algunas técnicas que tratan de vender sin llorar y que no debe capacitar a nuestros hijos a llorar en el momento del sueño, pero no he observado estas estrategias para ser robusto, y que no podía estar centrado en ellos. Muchas investigaciones se han realizado sobre la parte mental de permitir que algunos llorando durante el proceso de formación del sueño, e indica que estaba siendo inocuos y no tener efectos a largo plazo. Nuestros bebés se comunican en una forma, y que es a través del llanto. Ellos están llorando para expresar su decepción por el cambio, no por molestias o roto de corazón.

Hay una guía paso a paso que le llevará a través de una nueva formación del sueño del niño con una medida insignificante del llanto y la capacidad para permanecer con su bebé hasta que asiente con la cabeza fuera. Va a estar allí para demostrar a su bebé no le ha abandonado, pero en cambio, apenas está cooperando con él en él llegando a tener patrones de sueño legítimos de sonido para el resto de su vida.

Sin plan de entrenamiento es simple; que debe someterse en última instancia; Sin embargo, se da cuenta de que con la persistencia o la tolerancia, su bebé va a dormir durante ese tiempo y durante el día, según sea apropiado para su edad. He utilizado este paso a paso y yo estoy encantado con los resultados. Tengo dos alegre, equilibrada, y reposó en los jóvenes y mi pareja y yo estamos disfrutando de manera coherente y todos son capaces de dormir como un bebé.

Técnicas del sueño del bebé

Si usted es otro padre de familia, es probable que haya sido la búsqueda de técnicas de sueño del bebé para permitir a su bebé a la siesta mejor por la noche. ¡No eres el único! Numerosos padres inexpertos están experimentando dificultades del sueño, y esto generalmente continúa hasta que el niño tiene alrededor de un año, a veces más. Siguiendo estos consejos esenciales, que hará que seguro de ver los círculos oscuros bajo los ojos desaparecen rápidamente, y se sentirá fortalecido y capacitado en ningún momento progresivamente.

La más importante de todas las técnicas de sueño del bebé es conseguir a su bebé en un horario tan rápido como podría esperarse razonablemente, y, sin duda, por cerca de dos meses de edad. La pauta principio general es seguir fomentando el cambio, tiempo de juego y la hora de la siesta patrón, para el día para que su bebé se vuelve más familiarizado con la práctica diaria y comienza a aprender lo que sigue en el proceso. No obstante el horario diurno, armar un plan de la noche también. Podría ser tan simple como un baño seguido por una botella, en ese momento se puso su querido en la cama por la noche. Siga avances similares cada noche, y el pequeño va poco a poco empezar a entender que después del baño viene una botella, y después de eso, es hora de dormir.

Algunas técnicas de sueño del bebé trabajará para bebés diferentes; sin embargo, puede no funcionar para la suya. Sea como fuere, sugiero envolviendo a su bebé la cama antes de que, en todo caso durante los primeros tres meses. Será, en general, funcionan de maravilla para los niños que necesitan la calidez y el confort que se utilizaron en el vientre. Continuamente poner a su hijo a dormir sobre su espalda, por la Asociación Americana de Pediatría reglas para evitar el síndrome de muerte súbita del lactante o SMSL. Pero también ellos sugieren que los bebés utilizan un chupete en la noche como que parece reducir el riesgo de SMSL también.

Idealmente, estas técnicas sueño del bebé le permitirá conseguir cerrar los ojos progresivamente por la noche. Lo que es más, si no, recordar que, van en el largo plazo del sueño como los progresos de la noche - que en su conjunto la manera de hacerlo en algún momento!

El intento de obtener su bebé para descansar por la noche puede ser una pesadilla. Para padres y madres, muchas noches de insomnio se han gastado tratando de llegar a sus hijos caigan en un patrón de sueño para que puedan descansar un poco. La terrible verdad es que la preparación del sueño del bebé puede ser a la vez desconcertante y debilitante para el padre que tiene la obligación de sacar al bebé a dormir. Para que tu bebé a dormir se pueden sacar más cerca desde múltiples puntos de vista, y los patrones de sueño del bebé son diferentes de los patrones de sueño infantil. Es seguro decir que usted está pasando noches en vela considerando cómo poner a su bebé a dormir? ¿Necesita una noche de sueño decente merecido? En ese momento, aquí hay algunos métodos que pueden permitir a su bebé para descubrir un patrón de sueño para que pueda descansar un poco.

Infantil frente bebé.

Al principio de llegar a casa desde el hospital con su nuevo bebé, es posible ver que el bebé duerme más de las veces. Los bebés generalmente permanecen consciente para los propósitos que sostienen, y la rutina es sorprendente. De todos modos, a medida que se desarrollan más, que pasan más horas despiertos, y perderá una gran cantidad de sueño hasta que pueda llegar a su bebé aclimatado a un patrón de sueño. Esto es cuando el padre tendrá que intentar técnicas de intervención para que el bebé para progresar en un patrón de sueño progresivamente adecuada. Técnicas de intervención hacen el trabajo, sin embargo, que uno elige depende de sus circunstancias individuales.

El método Ferber.

Utilizando el método Ferber implica que cuando el bebé está alerta, sin embargo, dispuesto a descansar, el bebé se pone a la cama, y las hojas de los padres de la habitación. Si el bebé llora, el padre no vuelve al espacio durante cinco minutos. Siempre que cuando el bebé llora una vez más, el padre será esperar diez minutos para responder. Este proceso se repite, incluido el tiempo adicional entre los interinos cuando el padre regrese a tranquilizar al joven llorando hasta que se duerma. En una noche posterior, el padre será incluir el tiempo adicional que el evento principal e incrementar el tiempo que regresen hasta que al final, y las cifras bebé la manera de dormir solo.

El método de eliminación de matriz constante.

El método de eliminación de matriz constante incluye restante con su bebé después de ponerlos a la cama. El padre se sentará cerca de la guarida hasta que el bebé se queda dormido durante dos noches. En la tercera y cuarta noches, el padre será sentarse más lejos de la cama hasta que el bebé se queda dormido una vez más. Este proceso se repite hasta que el padre no está en la habitación, y el bebé se ha descubierto la manera de sueño sin la presencia de ninguna otra persona.

El método de gritar.

Con el grito hacia fuera la forma, la disposición es un ser sencillo, poner al bebé a la cama y darles la oportunidad de llorar hasta dormirse. Este método se pueden comprobar el deseo de cualquier padre minding que necesita para sentarse de brazos cruzados mientras su hijo clama por un largo tiempo.

NIÑO DE FORMACIÓN TÉCNICA DEL SUEÑO

Evitar los puntos problemáticos

Creo que es un asunto de los padres para proporcionar el entorno adecuado cuando sus restos niño. La hora de dormir no es un tiempo bueno para gritar a su hijo o pareja, tener largas conversaciones telefónicas, o dejar de darle a su niño la atención que necesita. No muchos niños duermen bien si se sienten tensos, miserable o despedidos.

De buenas a primeras, ayudar a su hijo se sienta que su cama es un lugar que puede ir para sentirse seguro. Los padres pueden ayudar a hacer una cama un lugar alegre, poniendo un par de juguetes de peluche favoritos y una cubierta querida en él. Trate de no utilizar la cuna o cama como castigo. Su niño no tendrá asociaciones afectivas con su cama si envía allí cuando ella es "ser malo".

Sea como fuere, por mucho, la forma más importante que un padre puede ayudar a un niño es dejándolo encontrar la manera de conciliar el sueño solo. Por ejemplo, si ha sacudido constantemente a su hijo a dormir, tener un ir en abrazándolo, dándole palmaditas poco a poco, y después de que lo pone abajo cuando los ojos están todavía abiertas.

Si usted ha dado constantemente su hija la oportunidad de conciliar el sueño con la botella, tomar una puñalada en darle una botella en una habitación oscura y después de que su puesta a la cama sin la botella antes de que se duerma. Dice un padre: "Nuestra hija estaba tan acostumbrado a dormir con la botella que si se despertaba en absoluto en la noche, ella gritaba al instante, 'botella'. En un momento ella tenía cuatro botellas por la noche! Ella no tenía idea de cómo conciliar el sueño sin uno ".

Como era de esperar, los padres por primera vez, en su mayor parte, tienen la mayoría de los problemas con el sueño. Puede ser tan difícil de dejar un poco, hijo tierno solo en la oscuridad. "No había nada más magnífica sensación de sentir ese pequeño bebé cuando la tuve entre mis brazos y la sacudió a dormir", dice una madre. En cualquier caso, con el paso del tiempo, la mayoría de los padres nunca más se sienten tan sentimental con la cercanía de la noche.

Después, de la misma madre: "Mi hija nunca más se siente tan grande en mis brazos ya que estoy cansado Además del hecho de que tengo a la roca a este niño de treinta libras durante una hora por la noche, pero si se despierta! , necesito hacer una y otra vez ". Este padre había alcanzado sus límites. Dentro de una semana, que había comenzado una campaña para que su hija a dormir caída en su cuna.

Los efectos del entrenamiento del sueño

Con sueño del bebé de formación expertos, especialistas y tutores toda la orientación que ofrece en conseguir a su bebé a dormir con características termales, por ejemplo, hacer que su bebé duerma de 7 p.m.-07 a.m., es una gran sorpresa numerosas personas están sintonizando. Esta formación entra en conflicto con nuestra sentidos y que es posible que haya visto siente espantosas que soportar. Acepto estos inicios de la vida son los más críticos, y la formación del sueño está poniendo en peligro estrechos vínculos, conexiones y la confianza.

Cuando un bebé llora, que está llamando la atención. El llanto muestra que el bebé se siente incómodo (húmedo, caliente y fría), hambre, dolor, miedo y cansado. Una respuesta normal en las personas es reaccionar a esta llorando para asegurar que atender a esa necesidad. Es la razón por la que no podemos soportar llanto de un bebé y por qué hay una inclinación a la ayuda. Un bebé va a llorar por estas razones. Si usted toma el cuidado de estos problemas, van a dejar de llorar.

Overtired - Roca no los fuera a dormir en sus brazos en una habitación oscura.

Mojado del pañal / pañal

Fría o caliente

El dolor del viento

conseguir los dientes

dolor cerebral, fiebre o enfermedad

No todos los problemas anteriores se pueden abordar con rapidez; Sin embargo, la mejora de alguna manera va a ayudar, o que probablemente podría conseguir algo para mitigarlos. Del mismo modo el pago de poco respeto a si ha cambiado un pañal, comprobar una vez más! Un bebé que viene a este mundo, al darse cuenta de que tiene una madre y su familiar cercano (padre contando) a cuidar y cuidar de él. No saber mucho más sobre el mundo, ya que tiene mucho que ganar de usted. Por lo tanto, cuando se encuentra en una habitación tranquila y oscura y están bien asustado o incómodo y que se grító por ayuda, y nadie vino. Siguieron a llorar en una medida cada vez mayor, y aún así, nadie vino. ¿Qué les dice esto?

Que cuando están separados de todos los demás y asustado o necesitan asistencia, nadie está ahí para ellos y están solos en este mundo. Cuando vea un mundo de gente no preocuparse por los demás, usted calcula que puede tener su origen en otros no cuidan de ellos cuando ellos nacieron en primer lugar? Así, cuando el bebé está llorando, consolarlos, entrar y asegurarse de que están bien. Esto significará levantarse en medio de la noche, sin embargo, en el largo plazo, que se auto-Settle más fácilmente y ser un perro de calle progresivamente seguro de darse cuenta de que si lo hacen necesidad de asistencia, que están allí.

Bebé durmiente Consejos y Requisitos

El descanso es imprescindible para el bienestar y desarrollo de los niños. Si su bebé no recibe suficiente descanso, él puede experimentar dificultades para conseguir a través del día y sobre todo la noche. Como padre, es excelente para darse cuenta de que la siesta anima a un bebé para descansar adecuadamente durante la noche, por lo que se trata de una convicción fuera de la base de que el mantenimiento de su bebé despierto durante el día le hará descansar mejor por la noche.

Conseguir a bebé resto podría ser un momento difícil para la mayoría de los padres. La mayoría de los padres esperan la noche se puede poner a su bebé a descansar en el vivero y descansar sin ser molestados por sí mismos. Si el bebé se despierta con frecuencia durante la noche, los padres se agotan con eficacia también. En este sentido, es fundamental para vencer los problemas de sueño de su bebé cuando se puede ayudar a su bebé a alcanzar el bienestar y el desarrollo. Para que tu bebé a descansar no es una ocupación sencilla y extensa resto bebé preparación que se requiere.

Los bebés

Los bebés descansan regularmente por lo menos dieciséis horas todos los días. A medida que se desarrolla el sistema sensorial de su bebé, que va a construir un patrón de sueño progresivamente predecible más tarde en su vida. Sea como fuere, a los 3 meses, numerosos bebés descansar durante unas cinco horas a la vez. Además, a los 6 meses, sus horas descansando son dentro de nueve a doce horas.

3 a 6 meses

A los 3 meses, propensiones que descansan del bebé resultará ser cada vez más fiable. A partir de ahora, puede empezar a construir un plan de siesta ordinaria. Los bebés tienen su propia comprensión, y que necesitan las señales correctas para saber cuándo ha llegado el momento de descansar. Independientemente de si no funciona con rapidez, pronto su bebé comenzará a aprenderlo. A los cuatro meses, los bebés necesitan, por lo menos, tres siestas todos los días; en la primera parte del día, la tarde y temprano en la noche.

6 meses a 1 año

Durante este tiempo de vida de su bebé, el resto promedio es de catorce horas al día, sin embargo, nada más o menos puede ser típico para su bebé. hora de la siesta de los niños cambian de 3 siestas todos los días a 2; siestas más largas en la primera parte del día y hacia la noche.

Consejos para dormir para bebés

Ponga a su bebé cuando tiene sueño vigilia todavía la utilización de un bien, el nivel y la ropa de cama delicada. Un chupete puede ayudar asimismo a su bebé con dormir cómodamente; sin embargo, nunca utilizar esto hasta que se afianza la lactancia materna. Trate de no poner a su bebé en la cama con una botella de su lado. Un horario diurno y nocturno resto predecible es útil, y mantener una rutina constante es necesaria.

Del mismo modo se puede utilizar tranquilizantes bebé para ayudar a su bebé con dormir. Lo importante es una cubierta delicada, que hace mantener a su bebé cómodo y proporciona seguridad y calidez. La música del mismo modo puede ser útil, y se puede jugar canción de cuna preferido de su bebé para que se calle y hacer que su tiempo de relajación más agradable.

Además, los bebés menores de seis meses no debe descansar en la misma cama con sus padres ya que los estudios muestran un aumento de riesgo de síndrome de muerte súbita del lactante (SMSL). Alrededor del 50% de los niños que mueren de SIDS están en una cama que imparte a las circunstancias de sus padres. De hecho, uno de cada 2.000 recién nacidos muere de SIDS cada año.

Capítulo 2: Aprender los patrones del sueño recién nacidos

Un bebé que duerme parece muy activo para un observador externo. Se mueve sus ojos, a veces, ni siquiera levantar los párpados. A veces, empieza a mover los brazos y las piernas. Él puede comenzar a hacer sonidos suaves, incluso llorar un poco.

Sin embargo, la impresión es engañoso - el niño está durmiendo en realidad. Incluso sueños. Pero su sueño es muy superficial, y el bebé es fácil de despertar con el ruido o movimientos. Esto definitivamente no es el mejor momento para hacerse cargo de un niño, creyendo equivocadamente que él necesita su ayuda.

Si el niño sigue el sueño, él irá a un sueño reparador. Durante tres horas de sueño continuo, el niño pasa de dos a tres ciclos de sueño inquieto y calma. Cada uno de ellos cuenta de aproximadamente el 50 por ciento del tiempo total de sueño.

Un recién nacido, cuando duerme o está despierto, absolutamente no se distingue entre el día y la noche. Debe ser alimentado y cuidado durante todo el día. Él no tiene control sobre su sueño o sus necesidades. Esta es debilitante, pero sólo temporal. No se sorprenda si el sueño de su hijo durante este período es un poco caótico e impredecible.

La tarea de padres en las primeras semanas de vida de un niño es llegar a conocer a su bebé y darles la oportunidad de conocerlos. Los padres descubren, tratando de no interferir en este proceso, en qué momentos el niño se queda dormido, en qué posición le gusta dormir, no le gusta ser girado suavemente o más rítmica, etc. Ellos aprenden a entender su llanto y responder a la necesidades que puedan determinar, sin olvidar que todas las semanas, que hará que sea más fácil y más simple, ya que las aprende al niño para expresar mejor.

Las dificultades que los padres se enfrentan a menudo están asociados con su propia fatiga. Tienen que soportar un doloroso despertar debido al llanto y noches sin dormir. Unas semanas son suficientes para agotarlos al olvido.

La adaptación a su hijo, aprender a adaptarse a su ritmo, es decir, relajarse en esos momentos cuando duerme.

Acostumbrarse a tener un bebé recién nacido puede ser difícil para los padres. El cambio más grande para la mayoría de los padres se puede conseguir aclimatado con los patrones de sueño del bebé. Es un hecho indiscutible que nuevos padres pueden esperar muchas noches sin dormir, así entender qué tipo de sueño de su bebé recibirá padres podría ayudar a reconocer lo que este par inicial de meses se verá así.

Un bebé recién nacido, por lo general, no hace más que dormir y comer. Esto mantiene a la madre ocupada con la lactancia materna y los cambios de pañal sin escalas. los patrones de sueño del bebé para las tres primeras semanas debe ser un agregado de 16-20 horas de sueño cada día. Ya que va a dormir por alrededor de 2 horas a la vez, esto significa que los padres pueden casi seguro que tomar siestas cortas durante las tres primeras semanas o deben dormir por turnos. A las tres semanas, el bebé comenzará a dormir de 16 a 18 horas al día, tal vez dormir por períodos más prolongados. A las seis semanas, el bebé va a dormir incluso menos, alrededor de 15 a

16 horas al día. Esto significa los padres podían esperar a dormir un poco más a esta edad.

La edad de cuatro meses significa que el bebé va a dormir 9 a 12 horas por la noche, además de 2 siestas durante el día. Los padres animarán como los patrones de sueño del bebé, por fin, les permitirá obtener toda una noche de sueño reparador. A lo largo de la siguiente par de meses, el bebé va a seguir teniendo los patrones de sueño cada vez más estables y ofrecer a los padres un descanso verdaderamente necesarias de interferir con el sueño. Estos patrones de sueño del bebé son fundamentales para el bebé para obtener el alimento y consuelo que necesita para crecer adecuadamente. Tratar de entender lo que está en la tienda en diferentes etapas puede ayudar a establecer los padres inexpertos para el sueño que es casi seguro que llegar lo desarrolla un bebé.

Capítulo 3: Estudio de las etapas de los ciclos del sueño y del sueño

Los bebés requieren más horas de sueño en comparación con los adultos, especialmente cuando son muy jóvenes. El bebé promedio de menos de 3 meses de edad tiende a dormir dos veces más que sus padres, con la mitad de este período de sueño ocurren durante el día. Usted puede haber notado que su hijo despertarse con frecuencia, especialmente durante el día. Esto se debe a que los bebés no duermen en un tramo de longitud; que tienen que despertar para la alimentación regular.

Mientras que todos los recién nacidos duermen la mayor parte del día, no hay dos bebés tienen exactamente el mismo ciclo de sueño. Sin embargo, generalmente la infante promedio se puede esperar que el sueño en intervalos de alrededor de 2 horas cada una durante el día y desde 4 a 6 horas por la noche.

¿Cuáles son las fases del sueño? Los bebés pasan por diferentes fases del sueño igual que los adultos. Aunque puede que no sea consciente de ello y pensar en el sueño es tan simple como cerrar los ojos y luego despertar al día siguiente, en realidad hay diferentes etapas del sueño que se concreta. Además, hay niveles de sueño que a través del ciclo, que va desde la somnolencia hasta el sueño ligero a soñar el sueño y luego al sueño profundo. El ciclo de sueño del sueño también se conoce como movimiento rápido del ojo o sueño REM. El ciclo continúa hasta que finalmente se despierta, con los adultos pasar por el proceso en promedio cinco veces por noche.

El mismo proceso es válido para los bebés. De hecho, el bebé comenzó a experimentar ciclos de sueño, incluso antes del nacimiento. Él o ella ya habría ido a través del sueño sueño, incluso mientras está en el útero, a unos 6 o 7 meses de gestación.

Se puede determinar si su bebé está experimentando el sueño sueño o sueño no-sueño por él o ella observando mientras se descansa. Cuando el bebé está experimentando REM o sueño del sueño, se dará cuenta de los ojos como dardos de ida y vuelta debajo de los párpados, la respiración se vuelve irregular, y el cuerpo queda inmóvil, salvo por unas pocas sacudidas de vez en cuando.

Cuando el bebé está en un sueño no sueño, también llamado sueño tranquilo, la respiración será regular y profunda, y él o ella también puede emitir un gran suspiro ocasional. Durante ese período, el bebé estará acostado muy quieto pero la boca puede estar haciendo pequeños movimientos de succión o de todo el cuerpo puede dar un comienzo repentino. Estos movimientos repentinos de inicio también se llaman "sobresaltos" hipnagógicas y se consideran algo normal para los bebés.

Estos "sobresaltos" hipnagógicas suceden a adultos y niños mayores también. Se producen con mayor frecuencia cuando se está a punto de quedarse dormido. Este sueño no-sueño está bien desarrollada en los recién nacidos. Sin embargo, se producen en ráfagas cortas pequeñas en comparación con la corriente continua que los adultos y niños mayores de experiencia. Este patrón será cada vez más continua para su recién nacido durante el primer mes de vida hasta los sobresaltos desaparecen gradualmente.

Cuando los bebés afectados 3 meses, comenzarán gradualmente dormir más durante la noche y menos durante el día. El promedio de edad del bebé de 3 meses duerme el doble de tiempo durante la noche que durante el día. Por el momento los bebés llegan a los 6 meses de edad, durante el día siestas crecerá más gradualmente, pero se requerirán menos siestas. A esa edad, su bebé sólo puede ser tomar dos siestas durante el día en una longitud de 1 a 2 horas cada una. Al mismo tiempo, la mayoría de los bebés se registran su entrada una media de 12 horas cada noche. Sin embargo, todavía se puede esperar que los despertares impares en el medio.

Cuando el bebé es de 1 año de edad, o ella puede ser dormir un total de 12 a 14 horas en total, que incluye una siesta durante el día (por lo general sólo una en este momento). Cuando el bebé llega a los 2 años de edad, esta siesta puede o no puede quitar.

Con el fin de empezar a inculcar buenos hábitos de sueño, se puede practicar el manejo de siestas del bebé. Es una idea maravillosa de no dejar que su pequeño siesta demasiado tarde en el día, ya que esto puede interferir con el sueño más tarde en la noche. Es probable que, cuanto más tarde siesta es en el día, la tarde la hora de dormir en la noche, ya que su hijo no tenga que quedarse dormido tan pronto después de una siesta.

Se le aconseja lugar a las siestas aislar a las partes anteriores de la mañana y la tarde. En conseguir un poco mayores, se recomienda que la principal siesta ser un poco después de la comida, asegurándose de que hay una gran diferencia entre despertar y va a la cama por la noche. Algunos creen que es esencial para que su hijo tenga una cantidad adecuada de nuevas experiencias a "archivo de distancia" por la noche, como los sueños.

Al igual que un adulto normal, el ciclo de sueño-vigilia de su bebé se relaciona directamente con el ritmo de la temperatura corporal, la alimentación, y la liberación de la hormona. Estas cosas influyen en gran medida el ciclo biológico (también llamado ritmo circadiano), a través del cual pasan cuerpos durante intervalos de 24 horas. Los seres humanos se duermen cuando sus niveles de hormonas suprarrenales caen junto con sus temperaturas y luego se despiertan como la temperatura del cuerpo y los niveles hormonales suben de nuevo.

Tenga en cuenta que puede ser más difícil conciliar el sueño cuando los niveles hormonales y la temperatura corporal son altos. También es más difícil de despertar cuando estos factores son bajos. Esto explica por qué la experiencia los viajeros de jet lag y los trabajadores por turnos tienen que ajustar a sus turnos nocturnos u horas inusuales para funcionar bien.

Algunas personas son naturalmente mejores en quedarse hasta o levantarse tarde por la noche, por lo que algunos padres son más tolerante y acogedor de su bebé despertarlos por la noche también.

Fases del Sueño del bebé

Los recién nacidos (de 1 a 3 meses)

No es una buena idea comenzar el sueño entrenar a un recién nacido. No sólo no son física y emocionalmente lo suficientemente maduros como para manejar la formación del sueño, también es necesario que se alimentan de leche cada pocas horas o menos. El empleo de técnicas de entrenamiento del sueño en un recién nacido interferirán con su alimentación, lo que significa que no pueden tener suficiente de los nutrientes necesarios para el día.

Lo que puede hacer para ayudar a una buena adquieren hábitos de sueño del recién nacido es proporcionar la exposición a la luz natural. Esta práctica ayuda a establecer el ritmo circadiano de su bebé desde el principio en la vida y ayuda a evitar problemas de sueño más adelante. Su ritmo circadiano también se conoce como su reloj biológico.

Usted ha observado probablemente su dormir recién nacido y tener algo llamativo como un movimiento de sorpresa que afecta a todo el cuerpo. Esto también se llama reflejo de "moro", que puede o no puede hacer que el bebé se despierte. Algunos bebés pueden volver a dormir, mientras que otros pueden quedar perturbado o enojado y pueden necesitar ser aliviado volver a dormir.

Una vez que el bebé ha llegado a 6 semanas, puede comenzar a establecer una rutina que promoverá una expectativa de sueño y, en cierta medida conjunto reloj del cuerpo del bebé. Como padre, puede más o menos decidir por sí mismo qué incluir en esta rutina de acostarse. Algunas buenas actividades incluyen dar un baño de esponja tibia, cantando una canción de cuna, bailar o balanceándose a su hijo a dormir, leer un cuento antes de dormir, o proporcionar una última comida antes de degustar su pequeño en.

Alrededor de este mismo tiempo, también puede empezar a introducir un tiempo establecido para cuando su bebé debe ir a dormir. Asegúrese de pegarse a ese horario tan estrechamente como sea posible; esto es esencial para el entrenamiento del sueño. Por supuesto, puede haber algunas excepciones que se requieren, como padre, a la sabiduría y la discreción de ejercicio, por ejemplo, cuando el niño está enfermo o cuando está de viaje.

De todos modos, también debe iniciar el despertar a su pequeño a la misma hora cada mañana. Esto incluye siestas también. Que sea un hábito para acueste a su hijo para la siesta, al mismo tiempo cada mañana y tarde. Si lo hace, sienta las bases para la formación del sueño y en poco tiempo, su pequeño vendrá a esperar que estas siestas, la cama y despertar veces.

Puede ajustar estas rutinas de sueño y horarios como mejor le parezca. No pasará mucho tiempo antes de que su bebé comienza a madurar, necesita menos siestas durante el día, y duerme más durante la noche. Tenga en cuenta y modificar la rutina en consecuencia.

3 a 6 meses

Alrededor de 4 meses de edad, usted comenzará a notar que su bebé tenga un sentido más desarrollado de sueño y despertar a los patrones. Puede encantará saber que un menor número de alimentación durante la noche serán necesarias. Eso significa más horas de sueño para usted!

Sin embargo, todavía se necesita precaución ejercicio; incluso si su bebé muestra (algunos) los signos de independencia, esto no significa que se puede imponer un régimen estricto de repente el sueño. Recuerda que todavía se trata de un bebé, por lo que ser conscientes de este hecho.

Tal vez su pequeño ya está mostrando buenos patrones de sueño que se ajustan bastante bien en su presente vida familiar. Tal vez no es necesario para la formación del sueño emplean en absoluto. Pero si usted todavía se siente que su bebé no está durmiendo lo suficiente y que él o ella desea el sueño más largo, de 4 a 5 meses es el mejor momento para que usted pueda imponer algún tipo de un régimen de entrenamiento del sueño.

Es importante para que usted pueda observar la respuesta de su hijo a su formación del sueño. Si no parece que el bebé sea el manejo bien o no parece preparado para ello todavía, entonces no hay necesidad de ser estricta. Tome un paso hacia atrás y frenar. Siempre se puede volver a intentarlo en un par de semanas.

Incluso si las cosas parecen estar progresando bien, puede llegar un momento en que su bebé comienza de repente despertar de nuevo en el medio de la noche. Esto puede ser confuso o incluso frustrante, especialmente después de que finalmente empezó a recibir la espalda del sueño en la pista. No se preocupe. Incluso cuando los bebés han sido dormir toda la noche durante semanas o incluso meses, es muy normal que comienzan repentinamente despertar de nuevo en la medio de la noche.

Aparte de la formación de su bebé a permanecer dormido, otro elemento importante de la formación del sueño le está recibiendo o que se duerma sin ayuda. Si su bebé es incapaz de conciliar el sueño de forma independiente, se le tiene a él o ella enseñará cómo. Es una habilidad esencial bebés necesitan dominar para obtener el máximo provecho de su sueño. Un método para ayudar a acelerar el proceso es comenzar a poner a su hijo en la cuna cuando tenga sueño pero aún despierto.

Si su bebé no duerme de inmediato y usted piensa que se necesita asistencia adicional, puede empezar a probar las técnicas más complicadas de la formación del sueño. Hay otros métodos disponibles, tales como el de los métodos "No Cry" CIO y. Recuerde que su estilo de crianza, sus valores y creencias, así como la personalidad de su hijo son los que le ayudará a decidir sobre el mejor tipo de formación método para su uso.

6 a 9 meses

Una vez que llegan a los bebés de 6 meses, que podrán dividir hasta 14 horas de sueño en las siestas diurnas y el sueño nocturno. Puede encantará saber que su bebé es ahora capaz de dormir por periodos mucho más largos de tiempo.

Alrededor de 6 a 9 meses, los bebés pueden comenzar a consolidar el sueño durante el día en una serie de siestas. Su horario puede ser algo como esto: una siesta en la mañana, otra por la tarde, y uno último temprano en la noche. Si su pequeño parece necesitar algo más que tres siestas al día, no se preocupe, ya que esto es perfectamente normal. Lo que es importante es que se mantenga horarios consistentes para ambos la siesta y la hora de dormir. Una vez más, esto es crucial en la regulación de los patrones de sueño.

¿Cuántas horas de sueño cada noche es conseguir su bebé ahora? Si su respuesta es un buen 9 o 10 horas por la noche, que es una señal buena que su pequeño ha aprendido a volver a dormir de forma independiente; de lo contrario, él o ella todavía estaría llorando y mirando para usted o algún otro tipo de calmante. Si usted se encuentra capaz de dormir mejor así, entonces las felicitaciones! Usted ha estado criando a un niño bien.

Ahora esta edad también es perfecto para destetar a su bebé de alimentación de la noche, si eso es lo que prefiere. Sin embargo, asegúrese de observar la reacción de su bebé a la noche destete. La mayoría de los bebés deben estar preparados para ello por ahora, pero si su hijo no responde bien a ella, a continuación, reducir la velocidad y vuelve a intentarlo dentro de unas semanas. Ciertamente, no hay razón para apresurarse a su bebé a hacer algo que él o ella todavía no está listo para.

Una vez más, el bebé puede tener otras razones para despertar aparte de querer alimentación. Recuerde, todos despertamos por la noche durante períodos cortos, ya sea como niños pequeños o adultos. Mientras que los adultos tienen la capacidad de volver a dormir inmediatamente, su bebé no puede entender la forma de auto-calmarse todavía y que puede despertar llorando. Esto no significa necesariamente que él o ella quiere enfermera.

No hay necesidad de preocuparse cuando se inicia el bebé a despertar de nuevo por la noche y tener dificultad para volver a dormir en marcha. Esto es muy normal que los bebés de 9 meses todo el camino hasta 1 año.

Hay, de hecho, varias razones para esto. En primer lugar, su hijo puede despertarse debido a las molestias de la dentición. En segundo lugar, su niño puede experimentar ansiedad de separación, lo que provocó estas llamadas de despertador. La ansiedad por separación es bastante normal que los bebés a esta edad. Su bebé es cada vez más consciente de que a esta edad y puede querer estar con usted en todo momento. El despertar y darse cuenta de que no hay nadie más en la habitación puede resultar en cierta angustia, que a menudo facilita una vez que entra en la habitación y un saludo.

Además, desde los 6 meses hasta el final de hasta 1 año, los bebés están absorbiendo y aprendiendo un montón de nuevas habilidades. Pueden estar en el proceso de encontrar la manera de sentarse por sí mismos, rastreo, e incluso ponerse de pie y caminar por su cuenta. De hecho, esta vez está lleno de emocionantes, nuevos desarrollos para su pequeño bebé. Su bebé puede ser tan bombeado sobre estas nuevas habilidades que él o ella puede incluso estar tratando a cabo durante el sueño! Lo creas o no, el bebé puede en realidad sólo tratar de sentarse y levantarse en el proceso.

En cuanto a establecer hábitos de sueño saludables para su bebé a esta edad, es más o menos lo mismo que cuando el bebé era de 3 a 6 meses de edad. En resumen, la formación del sueño se refiere a la práctica de desarrollar un patrón de dormir. Ya se trate de un baño caliente, una canción de cuna, un cuento antes de dormir o un abrazo, siempre hacer las cosas en un orden similar. Estas actividades ayudarán a establecer el escenario para el sueño de su bebé.

Vamos con una rutina constante para su bebé. Esto no quiere decir que su bebé reciba el almuerzo en el exacto la misma hora cada día. Sólo tiene que formular un programa diario predecible que ayuda al bebé a conciliar el sueño casi al mismo tiempo.

Animar al niño a dormir sin su ayuda. Una vez más, sólo tiene que acostar a su bebé en la cuna cuando tenga sueño pero aún despierto y tener un plan en su lugar en caso de que él o ella llora una vez que salga de la habitación. Intentan dejar algunos minutos pasan a establecer si su pequeño es muy molesto o simplemente quejarse un poco antes de pandeo a dormir.

Si su bebé se queja mucho cuando se colocan en la cuna, intente configurar la hora de dormir treinta minutos antes. Podría ser simplemente que su bebé está demasiado cansado, haciendo más difícil para establecerse. Acostarse más temprano le puede ayudarle a dormir mejor por la noche.

Capítulo 4: Crear un espacio agradable sueño

Sus seres queridos no pueden contenerse en dar su "mejor" consejos para ayudarle y su pequeño obtiene una buena noche de sueño. Sin embargo, a pesar de que tienen buenas intenciones, a veces es frustrante para obtener una pieza de asesoramiento después de otra que a veces no tienen sentido.

Por lo que en este capítulo, he enumerado algunas prácticas saludables de sueño de expertos y padres para ayudarle a decidir cuál funciona para su hijo.

- **Coloque a su bebé en la posición de sueño "mejor"** - Hay algunos niños a quienes les resulta más cómodo para dormir boca abajo o de lado.

    Mi primer hijo, Ethan, por ejemplo, dormía mejor cuando él se colocó boca abajo, pero luego aprendimos que esta posición es peligrosa para los bebés.

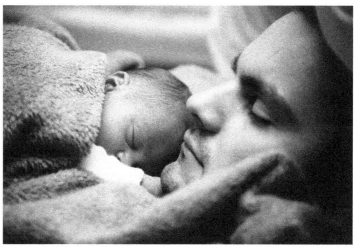

De hecho, de acuerdo con los pediatras, los bebés que duermen de lado o boca abajo tienen un mayor riesgo de *SIDS o síndrome de muerte súbita del lactante*. La Academia Americana de Pediatría (AAP) recomienda que la mejor posición para dormir para bebés de hasta 1 año de edad, es en sus espaldas.

- **Sea sensible a las señales de su bebé -** Asegúrese de que su bebé se sienta cómodo y completo. La clave aquí es mantener un ojo en señales de tu pequeño. Conoce a su / sus necesidades primero para que se contenta y cómoda antes de ponerlo a dormir.

- **Considere la hora de poner a su bebé a dormir -** Establecer un calendario de cuándo va a poner a su bebé a dormir y asegúrese de que usted se pega a este tiempo. Su bebé será más probable que adaptarse a esto y se convertirá en sueño a esta hora después de unas semanas.

Si bien la siesta es importante, que no quiere que su bebé tome una siesta que está demasiado cerca a su / su habitual horario nocturno para dormir.

- **Crear un entorno de sueño-amigable -** Este es uno de los consejos que he encontrado más eficaz para mi hijo. Dado que los recién nacidos no saben qué día y la noche son, puede empezar a enseñar este concepto mediante el procedimiento siguiente:

Durante el día, ponga su bebé hacia abajo a la siesta en las habitaciones que no están demasiado tranquilo, ya que él / ella quiere reconocer que hay un montón de actividades (ruidoso) en ese momento del día.

Por la noche, asegúrese de que usted mantenga los sonidos a un mínimo, y guardar todo lo que puede estimular a su hijo. Mantener la baja las luces y usar sólo su voz suave al hablar con él / ella.

Asegúrese de que la temperatura ambiente es cómodo para que su bebé no se sobrecaliente o demasiado frío. Los bebés están en un mayor riesgo de muerte súbita cuando se calientan demasiado. A temperatura ambiente es buena en algún lugar alrededor 16-20 ° C (60-70 ° F).

- **Use swaddles -** La mayoría de los niños a dormir bien por la noche cuando están envueltos correctamente. Envolver las marcas recién nacidos sienten como si estuvieran sanos y salvos en el vientre de su madre.

Los bebés más pequeños también experimentan a menudo reflejo de sobresalto (o reflejo de Moro) que pueden despertarlos. Esto se reduce cuando están envueltos bebés. Envolver También se ha visto que ayuda a reducir el riesgo de**SIDS**. Tenga en cuenta, sin embargo, que debe dejar de envolverlo cuando el bebé ha aprendido a darse la vuelta.

- **Comenzar a practicar una rutina antes de acostarse -** Nunca es demasiado temprano para comenzar una rutina antes de dormir. Esto le dará a su pequeño una señal de que la hora de dormir va a venir pronto. Se podría incluir cosas como dándole / ella un baño de esponja, la lectura de un libro, o apagar las luces.

¿Qué es el SIDS?

El Instituto Nacional de Salud Infantil y Desarrollo Humano define SIDS como "un trastorno médico repentina y silenciosa que puede pasar a un bebé que parece saludable." Un informe de los espectáculos de la AAP que este síndrome es la causa principal de muertes más allá de la etapa de recién nacido y puede ocurrir en cualquier momento hasta que el niño cumpla un año.

SIDS también se conoce como "muerte de cuna", ya que se asocia con el tiempo cuando el bebé está durmiendo. Hay muchas cosas que los padres pueden hacer para reducir el riesgo de SMSL, algunos de los cuales son:

- Siempre coloque a su pequeño a dormir en su / su espalda.
- Sólo coloque a su bebé sobre una superficie firme y plana. Use solamente una cocina equipada en film evitar cualquier elemento suelto en su / su cuna.
- La lactancia materna se ha demostrado para ayudar a reducir el SMSL en un 50%.
- Considere compartir su habitación con su bebé por lo menos en su / sus 6 primeros meses, y poner su / su cama cerca de la suya.
- Nunca poner los juguetes, protectores de cuna, almohadas o mantas en zona de dormitorio de su bebé.
- Asegúrese de que su bebé usa vestimenta adecuada para dormir para mantener su / su cuerpo a la temperatura adecuada.
- Considere dar a su hijo una soothie o el chupete ya que esto puede reducir el riesgo de SMSL. Si está amamantando exclusivamente, usted quiere asegurarse de que usted establezca el pecho a su primer hijo antes de ofrecer un chupete que de lo contrario podría causar confusión con el pezón.
- Si todavía está esperando, asegúrese de dejar de fumar y evitar estar cerca de personas que fuman. El riesgo de SMSL aumenta para las madres que fumaron durante el embarazo.

Las prácticas saludables de sueño que se tratan en este capítulo son grandes ideas para empezar. Tenga en cuenta que puede tomar tiempo y un poco de ensayo y error antes de que pueda lograr los resultados que desea.

Capítulo 5: Establecer una rutina

Establecer una rutinaayudará a crear cierto grado de previsibilidad en su día. Ayuda a su bebé cuando saben ciertas cosas van a suceder. Una rutina predecible disminuye la ansiedad acerca de lo que está por venir, y el resultado final es un bebé más complaciente, especialmente cuando es hora de dormir. Una rutina típica incluiría la alimentación en línea con los tiempos de alimentación recomendado por su pediatra, un cierto juego o actividad diversión del tiempo regular, y luego, por supuesto, el tiempo de sueño, en base a dictar el ritmo natural de su bebé cuando necesitan dormir.

Comer, jugar, dormir

No importa la edad de su bebé, ella está en un ciclo repetitivo de comer, jugar y dormir durante el día. Idealmente, usted quiere mantener las actividades en este orden para evitar una asociación pienso hasta el sueño, en el que un bebé espera de ser alimentado a la derecha antes de irse a dormir. Un bebé que se alimenta el sueño se despierta normalmente entre los ciclos de sueño y le pide volver a estar alimentados a dormir. La separación de la alimentación y el sueño con una actividad es un comienzo inteligente para enseñar buenos hábitos de sueño.

He aquí una muestra de lo que un comer, jugar, horario de sueño podría parecerse a un niño de seis meses de edad:

»07:00: despierto durante el día

»07:30: Coma

» 8: 00-9: 00: Juego

» 9: 30-10: 30: Nap 1

» 10:45: Coma

» 11:15 am-12: 30 pm: Juego

» 1: 00-2: 00: Nap 2

» 02:15: Coma

» 2: 45-4: 00: Juego

» 4: 30-5: 15: Sleep (siesta)

» 05:30: Coma

» 5: 45-6: 45: Juego

» 07:00: Coma

» 07:15: rutina antes de acostarse

»07:45: Dormido

Por favor, siga las recomendaciones de su pediatra para la alimentación de los horarios.

ARREGLO RAPIDOSi tu bebé se despierta antes de tiempo de sueño, como siempre tomando siestas cortas o despertarse demasiado temprano en la mañana, es posible que desee agregar una actividad a corto entre el despertar y comer: comer, jugar, dormir, jugar, y luego repetir. Esto además alimentar disocian de sueño. Si el bebé se despierta demasiado temprano, que puede estar haciendo así porque sabe que el momento en que se despierta, él tendrá su cosa favorita en el mundo: una alimentación. Pero si su bebé sabe que tendrá que hacer algo más por primera vez cuando se despierta, esto animarle a volver a dormir si se despierta demasiado temprano.

Reconocer los signos de somnolencia

Es importante conocer los signos de cansancio de su bebé, por lo que no la echas de menos ventana de sueño: que el primer ventana de oportunidad para poner a su bebé a la cama. Poner a un bebé a dormir cuando está más o de menos cansado puede resultar en una lucha llorosos. El punto dulce para poner a su bebé es cuando está empezando a cansarse, pero antes de que llegue demasiado cansado. Cuando un bebé se cansa demasiado, su cuerpo compensa produciendo adrenalina. Ella termina por cable, en lugar de cansado.

Aquí hay algunas señales típicas somnolientos:

» frotarse los ojos

» bostezo

" Agitación

» Ruidos / gritos o llantos que aumentar gradualmente en duración y frecuencia

» Disminución de la actividad

» Pérdida de interés en el juego

conjunto de acostarse y hora del despertador

¿Desea configurar el reloj interno de su bebé? Mantenga una hora fija para acostarse y hora del despertador. Cuando un bebé va a dormir y se despierta a la misma hora cada día, su cuerpo comienza a producir ciertas hormonas en esos momentos a ayudan a dormir y despertarlo cuando es hora de levantarse. Esto es parte de un reloj biológico interno de su bebé.

Poner a un bebé a dormir a las 6:30 pm una noche, 9:00 pm la noche siguiente, por ejemplo, no sólo altera su reloj interno sino que también hace que sea muy difícil para ella para conciliar el sueño y permanecer dormido. Mantener una hora de dormir y para despertarse, el tiempo constante es un componente importante de mejorar el sueño de su bebé.

AÑOS	NÚMERO NAPS	DESLEEP NAP	noche de sueño	total de sueño
RECIÉN NACIDO	Varios	5-8 horas	Varía	14-17 horas
3 MESES	4	2-4 horas	10-12 horas	14-17 horas
6 MESES	2-3	2-3,5 horas	10-12 horas	12-15 horas
9 MESES	2	2-3 horas	10-12 horas	12-15 horas
12 MESES	1-2	2-3 horas	10-12 horas	11-14 horas
18 MESES	1	2-3 horas	10-12 horas	11-14 horas

24 MESES	0-1	0-2 horas	10-12 horas	11-14 horas

Dicho esto, no hay que obsesionarse con el mantenimiento de la hora de dormir cada noche exacta. Hasta una diferencia de 30 minutos a rara vez tiene un impacto sobre el sueño. Y si su bebé de vez en cuando quiere dormir, como en un agradable domingo por la mañana, lo dejó! Se puede ajustar al acortar una de sus siestas.

Una hora de dormir ideal para los bebés más de 3 meses de edad hasta la niñez temprana es 19:00-20:30 Un ideal hora del despertador está entre las 6:00 hy 8:30 h Por supuesto, las variaciones individuales en el horario pueden ser necesarias debido al trabajo u otros compromisos. Estos son sugeridas hora de dormir y los tiempos para despertar en un mundo ideal. Todos sabemos que el ideal no siempre es posible, y eso está bien. Siga estos tiempos si trabajan para usted, y si no puede, simplemente ajustar al horario de su familia.

Los recién nacidos no se sabe muy siga hora de acostarse establecida y tiempos de despertador, ya que tienen inmaduro y relojes internos subdesarrollados. Su hora de dormir tiende a llegar tarde, ya que tienen un tiempo difícil conformarse con la cama en la tarde. Este es un fenómeno que se conoce como la "hora de las brujas." No es raro que los recién nacidos se asientan después de las 9:00 o 22:00, y, a veces incluso más tarde. No el estrés, y no tratar de forzar a su recién nacido para dormirse temprano; sólo tiene que seguir su ejemplo. Con el tiempo, se dará cuenta de que su bebé comenzará a aceptar acostarse más temprano. En algún lugar entre tres y cuatro meses de edad, su bebé debe instalarse en un horario de las 8:00 o 20:30

Crear una rutina antes de acostarse

rutinas antes de dormir es una oportunidad maravillosa para usted y su bebé para descansar, relajarse, y bonos. También son señales importantes a la hora de dormir a su bebé que está por venir. Cuando el bebé sabe lo que viene, que será mucho menos aprensivos. Algunos bebés incluso esperan a la rutina de la hora de dormir. Aquí hay algunas cosas a tener en cuenta al crear una rutina antes de acostarse:

¡QUE TE DIVIERTAS!Su rutina debe ser agradable para usted y su bebé. Incluir cosas como canciones de cuna, libros antes de dormir, abrazándolo, o cualquier otra cosa que tanto usted como su bebé disfrute.

No demasiado corto, no demasiado largo. Con una rutina corta, su bebé no tendrá suficiente tiempo para relajarse. Una rutina que es demasiado largo puede desinterés su bebé. Una rutina ideal es de 20 a 25 minutos de duración, o de 10 a 15 minutos para un recién nacido hasta a tres meses de edad.

MANTENLO SIMPLE. Siempre les digo a los padres que la rutina debe ser lo suficientemente simple que cuando no está en casa para ir a dormir, podrá seguir realizando algunas de las actividades de ayuda señal a su bebé a dormir. Si su rutina antes de acostarse es muy elaborada, puede que sea difícil de reproducir sobre la marcha. Esto puede desalentar a salir, y que merecen una noche ocasional de acostarse pasado!

MANTENER LA HORA DEL BAÑO SEPARADO DEL rutina antes de acostarse. Yo normalmente no considero la hora del baño una parte de la rutina de la hora de dormir. Por un lado, la mayoría de los bebés no necesitan un baño cada noche. El baño de su bebé cada noche por el simple hecho de rutina no es muy práctico, y se le conducirse loco tratando de poner en práctica todas las noches! Usted debe tener una rutina suficiente (20 a 25 minutos) que no incluye el baño. En segundo lugar, tenga en cuenta los tiempos en que se encuentra fuera en la cena o la casa de un amigo y no puede dar a su bebé un baño. Como el anterior, que sea sencillo para el éxito!

AYUDA ADICIONAL: Saliendo

Puede salir y permanecer fuera de acostarse pasado. Asegurándose de que esté en casa a las 7:00 pm todas las noches va a poner una gran tensión en su vida social, y que simplemente no necesita ser esa firma. Su bebé va a estar bien si se queda hasta la hora de acostarse junto a ella de vez en cuando, o se queda dormido en el coche de camino a casa. Si sabe que va a estar fuera hasta tarde, traer pjs de su bebé, asegúrese de que ella tiene su última alimentación, utilizar una frase clave para el sueño de referencia, tales como "es hora de sueño", y su fijar en cualquier lugar que se encuentre. Cuando llegue a casa, sólo la transferencia a su bebé a la cuna; No es necesario ir a través de la rutina de la hora de dormir de nuevo.

Capítulo 6: Mango despertares nocturnos

Su bebé está dormido! Pero ahora, ¿qué? Tal vez usted está esperando ansiosamente para que se despertara gritando. Las primeras noches, ella sólo puede hacer esto para ver si usted es realmente serio acerca de toda esta cosa de sueño independiente. Para mantener la coherencia, tendrá que manejar los despertares nocturnos de una manera muy similar a la hora de dormir. Esto es lo que necesita saber.

Cuando se mantenga alejado

Cuando sus estelas bebé, es muy importante para darle suficiente tiempo para encontrar la manera de conciliar el sueño sin su ayuda. El retraso de la intervención del usuario es la parte más importante de pellizcando despertares nocturnos de raíz. A menudo, si se le da suficiente tiempo, un bebé volver a dormirse por su cuenta. Una vez que lo hace, su sueño se suelen mejorar de manera espectacular, hasta el punto de dormir toda la noche poco después.

¿Por cuánto tiempo espera antes de intervenir depende de muchos factores, pero debe ser al menos de tres a cinco minutos. Este es el tiempo que tarda un bebé para despertar completamente y se dan cuenta de que está despierta. Intervenir antes de este tiempo realmente puede despertar completamente a su bebé, y en ese momento será difícil para ella para volver a dormir. Dando a su vez lo suficientemente bebé le ayudará a confirmar que está totalmente despierto, y no sólo en la transición entre los ciclos de sueño.

No es inusual para un bebé que está aprendiendo a dormir de forma independiente a gritar en su sueño, y luego deriva de nuevo a dormir. Esperando que intervenir también da a su bebé la oportunidad de acercarse a la práctica de volver a dormir por su cuenta. Ahora, es probable que esté pensando: "¿Quieres que esperar hasta que mi bebé se despierta por completo antes de ir a él?" ¡Si, absolutamente! Recuerde que estamos trabajando en el sueño independiente, lo que significa que quiere que su bebé se duerma en su propia antes de acostarse y, posteriormente, durante la noche. Ya no somos "mantener"; estamos completamente en el trabajo de enseñar a su bebé a dormir por su cuenta. Esto significa que si se despierta, que quieren que volver a dormir sin ayuda.

El entrar en demasiado pronto es el número uno de los padres del error hace durante los despertares nocturnos. Estoy totalmente de entender esto; he hecho yo mismo! ¿Quieres correr rápidamente de allí antes de que su bebé se despierta totalmente por lo que todo el mundo puede desviarse de nuevo a dormir. Pero esto es a menudo lo que comienza los problemas del sueño en el primer lugar. Su bebé no ha aprendido cómo hacer la transición entre los ciclos de sueño por su cuenta y mantiene la vigilia y esperando que lo haga por ella. Si se mantiene el temor de que su bebé se despierta, gritar, y no volver a dormir, estos despertares se acaba de continuar. Ahora es el momento de trabajar en esto. Sé fuerte-usted tiene esto!

VERIFICACIÓN DE SEGURIDAD

✓ Cuando se espera que intervenga, por favor asegúrese de que usted puede ver o escuchar a su bebé (por ejemplo, en un monitor de vídeo), y sabes que no hay nada malo. La cuna debe ser seguro, y si la seguridad es una preocupación, por favor revisar a su bebé por primera vez.

✓ las necesidades del bebé siempre deben ser satisfechas. Si sabe que su bebé está en el dolor, hambre, frío, incómodo, etc., esto tiene prioridad sobre la formación del sueño y debe abordarse.

Cuando intervenir

Puede haber momentos en los que tendrá que intervenir, como cuando el bebé está llorando demasiado duro o demasiado para su gusto, y que está perfectamente bien. Usted puede entrar y revisar a su bebé utilizando el mismo enfoque como lo hizo antes de dormir. Mientras su bebé se vuelve a dormir por sí mismo, se puede comprobar en él como mejor le parezca, teniendo en cuenta el principio de darle suficiente tiempo a su bebé para la práctica del sueño independiente.

Dependiendo de la edad de su bebé, el crecimiento, o etapa de desarrollo, puede que tenga que alimentar a su bebé por la noche. Por favor, consulte con su pediatra de la cantidad de la alimentación de su bebé debe recibir, en su caso, y con qué frecuencia debe alimentar. Sabiendo esto antes de tiempo la información es útil para saber exactamente cómo manejar una vigilia. Si su pediatra o la salud asesor cree que su bebé todavía tiene que comer por la noche, asegúrese de mantener su bebé despierta durante la alimentación, por lo que todavía está dormido en su propia después. De esta manera, todavía puede enseñar buenos hábitos de sueño, incluso si su bebé necesita para comer por la noche.

ARREGLO RAPIDOAlgunos bebés tienen mucho sueño durante la noche y su alimentación, inevitablemente, se duermen. Si su bebé está caliente, incluido, y conseguir su cosa favorita en el mundo, una alimentación en sus brazos, esta es una receta para el tiempo total de sueño. Algunos trucos que puede intentar mantener a su bebé hasta incluyen cosquillas en sus pies, haciendo que eructe, descubriendo o descomprimir su traje de sueño, y por último, si todo lo demás falla, puede cambiar el pañal después de la alimentación.

Si en cualquier momento durante la formación del sueño cree que su bebé tiene hambre, enfermo, o incómodo, las reglas de formación del sueño van por la ventana tienden a su bebé. Su bebé puede tener síntomas visibles, como la tos, la congestión, vómitos o fiebre, o puede tener ninguna en absoluto, pero su instinto de crianza le dice que algo no está bien. Esas son todas las razones válidas para hacer una pausa la formación del sueño y dar a su documento una llamada para programar un chequeo antes de reanudar.

A medida que su niño aprende a dormir por sí mismo, despertar en la mitad de la noche tiende a ser menos frecuentes debido a que se han acostumbrado a no tener usted o su cónyuge alrededor cuando se despierta en medio de la noche. Mientras su hijo aún está llegando a ese punto, es muy posible que todavía se despierta durante la noche, especialmente cuando todavía se necesita alrededor con el fin de conciliar el sueño.

En esos momentos, puede ser más fácil dejar su ascenso niño en su cama para dormir con usted ya que todavía no ha aprendido a conciliar el sueño por su cuenta sin tener que celebrarse. De lo contrario, sólo puede conducir a la frecuencia despertarse durante la noche. A medida que empieza a acostumbrarse a dormirse solo estar contigo y no te toca, que finalmente va a ser capaz de volver a dormir en su propia por la noche sin necesidad de despertar.

Si en ese momento que su hijo hace que despierte y te necesita en la noche, entonces puede empezar a desalentar tal comportamiento mediante la adopción de la espalda del niño a su cama y sentado a su lado mientras él vuelve a dormirse.

Si usted es una madre y que está amamantando a su hijo, que está bien para él enfermera por la noche durante todo el tiempo que estás bien con él. Pero, al igual que con muchos otros niños, es posible que su hijo se despierte toda la noche para pedir leche. En un caso como este, le aconsejo que se inicia noche-destete de su niño ya, que no debe afectar negativamente a su relación de lactancia. Sólo asegúrese de que durante las horas de vigilia de su hijo, hay un montón de oportunidades de enfermería para compensar la falta de leche en las noches.

Una de las mejores maneras de romper el hábito de enfermería por la noche si usted es una madre, es pedir ayuda a su esposo o pareja enviándolo a su hijo por la noche cuando se despierta. Y si usted es lo suficientemente fuerte como para hacer cumplir esta estrictamente, informando a su niño durante el día en el que no se puede venir al rescate en la noche porque es necesario para descansar y que sólo su esposo o pareja pueden hacer eso, su hijo lo harás lentamente aprender a aceptar que y cumplir. La clave aquí es que alguien está ahí para dar alivio a su niño en la noche de vigilia momentos.

Razones por las que su bebé se despierta por la noche y no dormir

Un bebé que se despierta por la noche es uno de los temas más reconocidos padres luchan para que su bebé para sobrevivir. Un paso para entender cómo se permite un bebé a dormir mejor por la noche es tener una comprensión superior de por qué un bebé se despierta por la noche. En este mismo capítulo, que contará con las cinco razones principales para un bebé despertarse durante la noche.

1. Su bebé tiene una asociación del sueño

asociación del sueño se llama de otra manera muletas o puntales del sueño. Estos incluyen su bebé tiene una cosa específica o forma en que se han adaptado para aceptar que "necesitan" tener la opción de quedarse dormido. Para algunos bebés, esta será la alimentación de una botella, o la lactancia materna, el chupete para dormir. Para los bebés diferentes, esto podría ser cierto desarrollo, por ejemplo, balanceo, saltar, dar un paseo, o un paseo en el vehículo. Algunos bebés con necesidades superiores vendrán a depender de una mezcla de muletas para dormir, por ejemplo, saltar con un chupete.

La edad del bebé y el tipo de asociación del sueño son las dos cosas a la hora de decidir el mejor plan de juego a tomar para ayudar a instruir a un bebé a dormirse solo y para romper su dependencia de la muleta del sueño. Es, además, una buena idea para recordar la personalidad del bebé al hacer un plan de preparación de sueño.

2. Su bebé es dentición

Se puede sentir como su bebé siempre están saliendo los dientes durante mucho tiempo, sobre todo cuando numerosos bebés experimentan la dentición inconvenientes a veces antes de un diente, incluso llega a través. Cuando la dentición parece hacer su llamada de bebé noche más, tiende a ser difícil saber cómo hacer frente a proceder a mostrar a su bebé a dormir bien. Los padres pueden reflexionar: "¿Está mi bebé en el dolor?" "¿Es por eso que mi bebé se despierta durante la noche?" A menudo, un bebé de despertarse debido a la dentición es una etapa breve donde un bebé va a volver a sus hábitos de sueño regulares, una vez que se sienten mejor, siempre y cuando los padres han tratado de mantener la coherencia con poner a un bebé a dormir como lo hicieron antes de la dentición y durante el proceso de dentición. Tratar de tener un plan de juego de colchones para su bebé durante esas etapas de la dentición.

3. bebé está ansioso

Numerosos padres son informados de que su bebé no debería requerir alimentación durante la noche después de una edad en particular. Esto puede ser válido si cada bebé eran los mismos y tenía exactamente las mismas necesidades. Esto no es sobre todo el caso. En promedio, numerosos bebés, en cualquier caso, necesita una alimentación o dos a la mitad de un año de edad. Es importante recordar que 11-13 horas es un buen tiempo para un bebé con un poco de barriga a abandonar comer. Un bebé despierta en la noche de deseo puede, en cualquier caso, fomentarse sin hacer una asociación de sueño y de alimentación regular una alimentación de la noche es exactamente lo que necesita un bebé para seguir durmiendo durante el resto de la noche.

4. Los bebés son humanos también.

Mientras que los hechos demuestran que la mayoría de los bebés va a florecer con un calendario y el horario decente, a veces los padres pueden perder el punto de vista y llegar a ser confundido que su bebé no duerme la misma manera consistente. Los bebés son personas también, y no robots. Tendrán alguna frivolidad sobre ellos, sus personajes, y las necesidades. Hay unos pocos bebés que duermen y se despiertan predecible sin embargo no es de manera similar el mismo número de quienes no lo hacen. Al igual que un padre puede no tener hambre en la misma hora cada día, un bebé no puede dormir a la misma hora todas las noches. Los bebés tienen un gran día para el sueño y días terribles como cualquier otra persona.

Hay numerosas razones por las que un bebé puede despertar por la noche y con pequeños problemas del sueño del niño, en el que el número de punto de metas en la subasta general. Intentar entender por qué su bebé podría despertarse durante la noche y después de que el trabajo para descubrir una respuesta, si es breve comodidad durante una etapa problemática o su destete de una asociación del sueño. A medida que los bebés se desarrollan, van a cambiar y su capacidad de aprender y comprender crece significativamente. Lo mismo se aplicará a sus hábitos de sueño, por lo que es ideal para tratar de adaptarse y entender pero consistente al mostrar cómo su bebé a dormir mejor.

Manejo de los hábitos de dormir bebé saludable

Enseñar a su hijo a dormir solo puede ser una tarea desalentadora, particularmente para los padres ya agotada y abrumada. Para muchos padres, el círculo de ayudar al niño a aprender habilidades con cocina, y finalmente conciliar el sueño puede ser emocionalmente estresante, ya que toman una posición firme en respuesta a las manifestaciones del niño. La gran noticia es que un niño aprende esta capacidad muy rápidamente, sin importar la edad (por lo general en menos de cinco días). Cuando haya dominado el talento, es como andar en bicicleta, siempre está ahí. Así que siempre que se mantenga a su hijo a dormir solo, hábitos de sueño perjudiciales no formarán siempre y cuando se vive solo.

Sin embargo, los hábitos de sueño saludables son controlados, no una solución a medias. Esto es particularmente cierto para los primeros cinco o seis años cuando un niño pasa del moisés a la cama del niño. Tres áreas específicas típicamente perturban fiesta de pijamas de un niño que requiere la gestión de estos años los padres: el cumplimiento de los hitos del desarrollo, conseguir un aperitivo, y el cambio de la cabecera de una cama.

Hitos del desarrollo

Muchos bebés desarrollan problemas de sueño entre las edades de seis y nueve meses. Esto se extiende incluso a aquellos bebés que han dormido bien a este nivel. Se cree que estas dificultades a surgir como resultado de los cambios cognitivos y físicos que ocurren actualmente. Los niños se convierten en una mayor conciencia social y entender cómo sus cuerpos se pueden manipular. Un niño también comienza a apagar su vientre un tiempo antes de que aprenda a volver rollo. Muchos niños van a dormir y el amor que miente en su panza mientras que otros se despiertan y lloran de frustración. Otro ejemplo típico es un niño que sabe cómo sentarse, pero aún no sabe cómo relajarse. Cuando un padre pone a este niño en la cama, ella se detiene en una posición y clama por ayuda. Por supuesto, si los padres siguen rodando sobre sus bebés o ayudar a que sus hijos se sientan, puede ser un excelente juego para el niño rápidamente!

Los padres van a hacer frente a estos problemas de varias maneras, pero una estrategia debe ser determinado antes de que comience la noche. Mantener a la programación durante toda la noche es tan importante. Muchos padres eligen para seguir ayudando a su hijo hasta que el niño aprende los conocimientos necesarios (por ejemplo, de un soporte a una posición sentada). Normalmente, el niño va a cuidar de sí mismo de nuevo dentro de un mes. Sin embargo, otros padres pueden sentirse muy agotador. La solución más rápida es dejar que el niño se cifra de forma autónoma por la noche. Por ejemplo, cuando un niño rueda sobre su vientre, el niño aprende a volver rollo o dormir sobre su estómago. Lo mismo se aplica a un niño que hace un soporte. El niño debe finalmente dejar ir, caer, e ir a dormir. En una cuna, esto es perfectamente seguro. La mayoría de los padres pondrían a prueba a sus hijos en intervalos sin ayudar al niño físicamente fuera de su "salmuera".

Es esencial que los padres entiendan la edad de sueño.

Un bebé joven toma siestas cuatro o más al día. Ella disminuirá lentamente a sus siestas durante sus primeros dos años antes de que ella sólo se necesita uno. Es la mitad de la pelea para saber cuando su hijo está en la edad para dejar caer una siesta. Una vez que el niño llega a esta etapa, puede haber un momento difícil cuando la ausencia del resto caído es muy cansado. Este tiempo debe ser inferior a dos semanas si el tiempo correctamente.

Cama para niño grande

Cama para muchos padres, el cambio de la cuna a una cama es sin dolor, mientras que otras personas luchan con retos nocturnas tan pronto como su hijo ha dejado una cuna. El tiempo es esencial, y es necesario tener un plan claro. No se recomienda que un niño se puso a la cama antes de la edad de dos años, excepto cuando son absolutamente necesarias las preocupaciones de seguridad. El niño será preferiblemente verbalmente competente y capaz de seguir las "leyes" de pasar a una habitación.

Ciertas condiciones también pueden influir en los hábitos de sueño de un bebé. Estos incluyen las vacaciones o los viajes, protestas, las enfermedades y las actividades sociales. Si cualquiera de estos trastornos surgen, el ciclo del sueño se debe cubrir tanto como sea posible. Tratar de encajar la mayoría de las siestas de vacaciones o poner a su hijo en la cama temprano en la noche. Evitar las siestas e ir a la cama tarde por lo general es una receta unas vacaciones emocionalmente agotador. Es esencial para obtener la espalda del niño en la fecha prevista tan pronto como sea posible. El día que su hijo ya no está enfermo, o el día de regreso de su viaje a casa, responden a su sueño original y espera inmediatamente. Su hijo se protestar, pero será de corta duración, si se pone de pie firme y consistente.

Cuando su hija ha aprendido la capacidad de dormir solo, es a usted para sostener continuamente el sueño y asegurarse de que ella está bien curado. Para asegurar un progreso continuo, es necesario cambiar la rutina de la manera correcta de edad y no como sea necesario para el sueño (como, "Yo no quiero siesta!") O para tratar de determinar el sueño de la mejor familia de la lata . Es necesario volver al ciclo normal de sueño cuando falla inmediatamente. Si haces estas cosas, se reducirán las peleas antes de dormir. El niño debe saber exactamente lo que quiere, lo que le da una sensación de seguridad y protección.

La gestión de un sueño saludable es una operación de usos múltiples. En primer lugar, los padres tienen que tener en cuenta diferentes hitos del desarrollo en los niños pequeños y desarrollar un plan que ayuda a gestionar de manera eficaz en términos de sueño. En segundo lugar, los padres necesitan para crear un diálogo y ayudar al niño a autorregular su necesidad de sueño.

Si los ciclos de sueño se alteran debido a las vacaciones, enfermedad, citas con el médico, y las fechas de juego, los padres necesitan un plan de gestión.

Vacaciones o alojamiento de la empresa

Es una buena idea para preparar y programar cómo manejar el sueño de su hijo, mientras que ir fuera de la ciudad. Empacar las cosas importantes del sueño que a su hijo le gusta tener mientras que él está durmiendo con él. Si su hijo comparte una habitación con usted durante el viaje, considere la forma de aislarlo de su hijo. Muchas de las habitaciones tienen amplios armarios, baños, o pequeñas calas cuna de ajuste. Cuando sea necesario, encontrar una habitación de hotel, por lo que es más fácil de dividir. Considerar la posibilidad de una máquina de ruido de viaje para que su movimiento y los sonidos no interferirán con su hijo mientras está durmiendo. La otra opción es dormir juntos por algunos o todos de la noche si esto permite a todos a dormir mejor.

Trataremos de respetar el horario de sueño de su hijo tanto como sea posible mientras se viaja. Las tardes pueden ser un excelente tiempo para tener una siesta y un tiempo de tranquilidad para toda la familia. Si se olvida una siesta, trate de conseguir a su hijo a la cama más temprano esa noche. Mantener los patrones de sueño lo mismo que lo hace en casa. Esto hará que la transición de su hijo a dormir mucho más accesible.

El primer día entero o de noche, regresan a su rutina regular directamente después de su viaje. En tiempos normales, el niño debe dormir en su cuna o cama. Él descubre la diferencia entre "el sueño de vacaciones" y "el sueño a casa."

Cuando aloja el negocio en casa, tratar de ajustarse lo más posible al calendario de su hijo. Además, cuanto más la calidad del sueño de su hijo se pone, más agradable será para jugar y salir.

Enfermedad

Si su hijo está enfermo, que gira en torno a sus necesidades. Permite la enfermedad a dormir cuando puede y su consola de ninguna manera útil. Si desea llevar a su hijo con usted a la cama o dormir con ella en su habitación, está bien. Las familias tienen que hacer lo que funciona mejor para la familia a dormir tanto como sea posible a través de la enfermedad. Cuando su hijo se suele comer y jugar, vuelva a su horario regular para dormir inmediatamente. Al principio, ella podría argumentar, pero si está claro y sólido, que va a ser rápida. Temprano por la mañana, su hija debe entender lo que sucede cuando está enferma y lo que se espera de ella cuando es así.

Enfermedades Varios

Trate de planificar citas, órdenes y citas para jugar de su médico lo más lejos posible para el horario de sueño de su hijo. Mantenga cinco días / semana de preparar. Es crucial que los padres equilibrar la sensación de que sus hijos están atrapados en la rutina y las necesidades de sueño de sus hijos. Si su hijo toma una siesta por la mañana, lo dejó para la tarde-siesta de 15 a 30 minutos antes. Cuando se le pasa la siesta por la tarde, a continuación, poner a su hijo en la cama más antes. En general, al igual que en las vacaciones, es mejor no hacer caso de plan de sueño del niño durante todo un día, es decir, saltarse las siestas y para ponerlos a la cama muy tarde. Rápidamente se hace difícil que su hijo se recupere de este tipo de pérdida de sueño y me siento muy abrumado.

Cuando se trata de cualquier trastorno del sueño, ya sea por un día o por un tiempo, es esencial para volver a un horario regular cuando se está en condiciones de hacerlo. Si usted no responde de inmediato con el plan, el niño se confunde. Empezando a una edad temprana, los bebés aprenden la diferencia desde la infancia, un sueño saludable del día a la noche de sueño, el sueño de vacaciones, y dormir enfermedad. Si estas líneas están claramente marcadas para cada interrupción, su hijo aprenderá rápidamente lo que se anticipa y se quejan menos.

¿Por qué despierta bebé por la noche y no dormir

Uno de los problemas más comunes que tienen los padres para ayudar a su bebé a deshacerse de un bebé es que despierta por la noche. Un movimiento en el aprendizaje de cómo ayudar a un bebé a dormir durante la noche mejor es entender por qué un bebé se despierta durante la noche.

explicaciones principales para un bebé despertares nocturnos.

I. Su bebé tiene un "Grupo del sueño", que también se conoce como "pastillas para dormir" o "muletas", es decir que su bebé tiene un producto específico o una técnica que está condicionado a creer que las "necesidades" para conciliar el sueño. Sería un chupete, alimentador de la botella, o la lactancia materna para muchos bebés a dormir. Esto podría ser cualquier movimiento como saltar, saltar, caminar o conducir en el coche para otros niños. Algunos bebés con necesidades superiores se basan en una combinación de las muletas del sueño como un rebote con un chupete.

La edad del bebé y la forma de relaciones duerme son los dos factores que deben tenerse en cuenta a la hora de decidir qué manera de ayudar a dormir bebé y romper su dependencia de la muleta del sueño. También es una buena idea para tener en cuenta la personalidad del bebé en el desarrollo de un entrenamiento del sueño.

II. Nuevos hitos del desarrollo Todos estos son los hitos del desarrollo que pueden interrumpir sueño de su hijo al mediodía, durante la siesta, cuando sus bebé para aprender al arrastre, tire hacia arriba, caminar, ni hablar. Lo más importante que hay que saber acerca de los trastornos del sueño relacionados con los hitos del desarrollo es mantenerlo racional porque aunque no parece que su bebé tiene una nueva habilidad, esto no significa que no siempre comprende. Además, si un hito del desarrollo puede interferir momentáneamente con su mejoría del sueño, eso no quiere decir que todavía no conoce sus hábitos de sueño si su sueño es la formación constante. Una vez que el bebé tiene la edad suficiente para aprender a volver a dormir solo, el tiempo de vigilia durante la noche será menos frecuente y menos perjudicial en toda la familia.

III. Su bebé es dentición. Se puede sentir como su bebé están saliendo los dientes durante dos años de forma continua, sobre todo cuando muchos niños han dentición problemas mucho antes de que aparezca un diente. Si algo parece que su bebé se despierte más la noche, puede ser difícil saber cómo mantener a su bebé dormido. Los padres, la maravilla, "es mi hijo doloroso?" "¿Es por eso que mi bebé se despierta todas las noches?" Un bebé de despertar de la dentición a menudo se convierte en una etapa temporal en la que un bebé se remonta a sus hábitos de sueño regulares, siempre y cuando los padres tratan de dormir la misma manera que antes ya través de sus dientes. Trate de poner a su bebé en un horario de sueño durante estos períodos de dentición.

IV. Muchos padres se les dice que su bebé no debe necesitar ser alimentado después de cierta edad durante la noche. Esto podría ser lo que si cada bebé tenía precisamente las mismas necesidades. Ese no es el caso. La mayoría de los bebés todavía necesitan ser alimentados con un promedio de dos a la edad de seis meses. Es esencial tener en cuenta que un bebé con una pequeña barriga tiene que ir 10-14 horas sin comida. Un bebé que se despierta por hambre en la noche todavía se puede alimentar sin un partido de sueño de alimentación, y, a menudo, un alimento es justo lo que un bebé tiene que dormir durante toda la noche.

V. Los bebés también son personas.

Si bien es cierto que la mayoría de los bebés prosperan en las buenas y en las rutinas, de vez en cuando, los padres pierden el foco y se molestan de que su bebé no duerme el mismo día después del día. Los bebés también son seres humanos, no máquinas. Usted será seguro acerca ustedes mismos, sus actitudes, deseos, y necesidades. Algunos bebés están durmiendo y despertar como un reloj, pero como muchos no lo son. De la misma manera que una madre puede no tener hambre cada día, un niño no puede dormir toda la noche al mismo tiempo. Los bebés como todos los demás tendrán buenos días y malos días del sueño.

Hay muchas explicaciones de por qué un niño se despierte a las cuestiones de la noche y del sueño para los bebés, por lo que hay muchas razones para despertar. Tratar de entender por qué su bebé podría despertar en la noche y luego trabajar para averiguar si se trata de un alivio temporal o destete de la comunidad de sueño durante un proceso disruptivo. A medida que crecen, cambian, y su capacidad para aprender y comprender significativamente aumenta. Lo mismo se aplica a sus hábitos de sueño para que pueda seguir siendo versátil y servicial, pero consistente en enseñar a su bebé la mejor forma de sueño.

Capítulo 7: Importancia de Alimentación

Esto puede sonar obvio, pero conseguir la cantidad correcta de calorías en un bebé a veces puede ser más difícil de lo que parece. Cuando está desarrollando un horario diurno, no sólo el tiempo de poner a su bebé en su cuna que tendrá que considerar. La cantidad de calorías que está consumiendo y con qué frecuencia es la clave.

Un bebé de tres meses es capaz de mantener mucho más en el estómago ahora que ha crecido un poco, que cuando era una pequeña fresca recién nacido en el mundo. Estas son excelentes noticias para ti, para que pueda ir más tiempo entre las tomas.

Si está estableciendo una rutina a la edad de tres meses, el bebé necesitará promedio de 4 a 6 onzas de leche cada vez que la sustenta y un total de 32 onzas cada 24 horas. Este es el mismo tanto para la leche materna y fórmula.

Los siguientes horarios funcionan bien para muchos padres:

Recién nacido: 2 a 3 onzas cada 3 o 4 horas

Un mes: 4 onzas cada 4 horas

Dos meses: 4 onzas 6/7 alimentos en un periodo de 24 horas

Cuatro meses: 4 a 6 onzas 6 alimentos en un periodo de 24 horas

Esta es una rutina mucho más fácil seguir con los bebés alimentados con fórmula, para que pueda controlar exactamente cuánto está bebiendo su bebé, pero con los bebés alimentados con leche materna se puede comenzar a notar que su bebé tendrá los alimentos con mayor frecuencia durante el día, el almacenamiento las calorías para poder dormir más durante la noche. Esto sigue el mismo principio, sólo puede aparecer en un calendario ligeramente diferente a la anterior.

Si su bebé no está bajando las tomas nocturnas, no se preocupe. Todas los bebés son diferentes y desarrollan a ritmos diferentes. Una vez que son un poco más grande, puede empezar a tratar de convencer a alimentar a más durante el día para que los alimentos se reducirá en la noche, pero no los obligue. Por lo general toma un bebé alimentado con leche materna ya a dormir toda la noche que un bebé alimentado con fórmula, porque ellos pueden no estar recibiendo la misma cantidad de calorías en cada comida.

Una vez que su bebé tiene la edad suficiente para ser destetado, puede comenzar a introducir alimentos sólidos a subir sus calorías. El consejo es esperar hasta que son cerca de seis meses de edad, pero puede variar de un niño a otro. Mientras que su bebé pueda sentarse con el apoyo, tiene un buen control de la cabeza y ha perdido el reflejo de la lengua en el picaporte, que puede comenzar a experimentar con algunos alimentos sólidos.

El reflejo de la lengua-empuje se produce durante los primeros cuatro meses de vida del bebé, para evitar que se ahogue. Realmente es poco inteligente la naturaleza de asegurarse de que él empuja objeto extraño de la boca, en lugar de la ingestión accidental de la misma. Así que asegúrese de esperar hasta que este reflejo ha ido, antes de tratar de cuchara que preciosa mezcla de verduras blandas en la boca de su bebé, de lo contrario, todo va a terminar en el suelo o en toda la ropa de su bebé!

Por alguna razón, me he dado cuenta de que las personas más tienen dificultades a la hora de comer sano. Supongo que podríamos atribuirlo a la abundancia de la ingeniería genética, la comida rápida y procesada en los supermercados. La mejor manera de superar esto es simplemente tirar toda la comida que sabe que es perjudicial en su casa y reemplazarlo con alimentos hechos de amor. El primer paso es tomar conciencia de cuál es óptima para el cuerpo humano. Sin embargo, al final del día algo que sólo se va a hacer daño si usted piensa que es, pero cuando se toma una decisión consciente para comer alimentos orgánicos saludables que será abundantemente bajo costo para todo el mundo. Esto a su vez hace que el mundo sea un lugar mejor para todos nosotros.

Si desea ver los resultados de pérdida de peso rápida y mejor salud a continuación, trate de cambiar a una dieta cetogénica o, en otras palabras, un régimen de ayuno intermitente. Las personas que participan en esta disciplina tienen resultados sorprendentes. El método a esta dieta es comer dentro de un marco de tiempo específico, por lo general alrededor de ocho horas de cada día o menos. Se vuelve a entrenar su cuerpo a utilizar la grasa como fuente de energía en lugar de carbohidratos. Otro modo de mejorar su salud es dejar de comer antes de las seis o siete horas todos noche para permitir una óptima digestión y asimilación de nutrientes.

La ciencia está demostrando rápidamente que una dieta basada en plantas es más óptimo para el cuerpo humano. Elijo a comer una dieta vegetariana en carne viva porque he hecho la investigación y que puede ser el estilo de vida más saludable si se hace correctamente. Me resulta más óptimo para mi cuerpo. Si usted desea una salud radiante, entonces te recomiendo aprender todo lo que necesita saber acerca de ella antes de pasar a esta dieta. He leído que si los seres humanos todos se convirtieron en herbívoros no habría suficiente comida para alimentar a todo el planeta de siete veces, la curación de la inanición. Para que su cuerpo para descomponer los alimentos para convertirla en energía que debe producir enzimas digestivas. Se necesita un ochenta por ciento de los cuerpos de energía hacer esto, y los estudios muestran que su cuerpo sólo puede producir tantas enzimas digestivas dentro de un período de vida. alimentos vegetales crudos contienen enzimas digestivas. El más fresco que son los más enzimas que contienen. Si desea rápida larga de energía que le dará energía durante todo el día, con una duración sin el choque, y luego llegar a la fruta y / o alimentos crudos. Si desea bajar de peso, no importa lo mucho que comer, y tienen más energía que usted ha tenido nunca vuelva a intentar la transición a una dieta basada en vegetales crudos. También es muy posible ganar peso con una dieta vegana cruda si se aumenta la ingesta de grasas y proteínas con una intensa formación y / o levantamiento de pesas. Se han hecho estudios sobre las personas de más larga vida, y lo que les gusta comer. Las cinco principales alimentos de la longevidad como un colectivo incluyen todas las fuentes vegetarianas como sigue: chocolate, canela, cebolla roja, aceite de oliva y miel. Todo lo que comas, optan por orgánica o de cosecha propia y de preferencia cruda. Si desea bajar de peso, no importa lo mucho que comer, y tienen más energía que usted ha tenido nunca vuelva a intentar la transición a una dieta basada en vegetales crudos. También es muy posible ganar peso con una dieta vegana cruda si se aumenta la ingesta de grasas y proteínas con una intensa formación y / o levantamiento de pesas. Se han hecho estudios sobre las personas de más larga vida, y lo que les gusta comer. Las cinco principales alimentos de la longevidad como un colectivo incluyen todas las fuentes vegetarianas como sigue: chocolate, canela, cebolla roja, aceite de oliva y miel. Todo lo que comas, optan por orgánica o de cosecha propia y de preferencia cruda. Si desea bajar de peso, no importa lo mucho que comer, y tienen más energía que usted ha tenido nunca vuelva a intentar la transición a una dieta basada en vegetales crudos. También es muy posible ganar peso con una dieta vegana cruda si se aumenta la ingesta de grasas y proteínas con una intensa formación y / o levantamiento de pesas. Se han hecho estudios sobre las personas de más larga vida, y lo que les gusta comer. Las cinco principales alimentos de la longevidad como un colectivo incluyen todas las fuentes vegetarianas como sigue: chocolate, canela, cebolla roja, aceite de oliva y miel. Todo lo que comas, optan por orgánica o de cosecha propia y de preferencia cruda. También es muy posible ganar peso con una dieta vegana cruda si se aumenta la ingesta de grasas y proteínas con una intensa formación y / o levantamiento de pesas. Se han hecho estudios sobre las personas de más larga vida, y lo que les gusta comer. Las cinco principales alimentos de la longevidad como un colectivo incluyen todas las fuentes vegetarianas como sigue: chocolate, canela, cebolla roja, aceite de oliva y miel. Todo lo que comas, optan por orgánica o de cosecha propia y de preferencia cruda. También es muy posible ganar peso con una dieta vegana cruda si se aumenta la ingesta de grasas y proteínas con una intensa formación y / o levantamiento de pesas. Se han hecho estudios sobre las personas de más larga vida, y lo que les gusta comer. Las cinco principales alimentos de la longevidad como un colectivo incluyen todas las fuentes vegetarianas como sigue: chocolate, canela, cebolla roja, aceite de oliva y miel. Todo lo que comas, optan por orgánica o de cosecha propia y de preferencia cruda.

Los alimentos orgánicos son importantes para una serie de razones. No pueden ser irradiados o producidos con los productos químicos tóxicos tales como pesticidas, herbicidas, fungicidas, o larvicidas. Tampoco pueden ser cultivadas a partir de semillas genéticamente modificadas. La irradiación es un proceso de conservación de los alimentos que destruye todas las bacterias saludables que es importante para el cuerpo humano; también se ha demostrado para destruir los nutrientes vitales. frutas frescas orgánicas locales y de cosecha propia y verduras son los más seguros, así como las opciones de alimentos más nutritivos. Yo como un aguacate al día para ayudar curva deficiencias nutricionales debido a que es una fuente de alimento tan completo. Si usted nunca ha tenido uno, o no lo hace como ellos probar uno con prensado en frío de aceite de oliva y el mar o sal rosa del Himalaya. Es mi combinación favorita de alimentos. Las hierbas son tan beneficioso para el cuerpo humano.

Capítulo 8: horario de alimentación tiempos

Cuando el bebé comienza dormir durante períodos más largos (cuatro o cinco horas) en la noche, podrás ver que, presumiblemente, que está listo para beber con menos regularidad, es posible cambiar su horario de comidas. ¿Ahora que? Una botella o de enfermería sesión como un reloj, por un importe de ocho o más comidas por cada 24 horas. Cuando se llega a este escenario, puede intentar cambiar su horario regular a los tiempos que funcionan mejor para usted, creador de De Primera patadas en los primeros pasos y la alimentación del bebé verde. Si su perro de calle bebe de que para una cantidad considerable de tiempo o pellizcos de una botella durante todo el día, hable con su pediatra sobre la expansión gradualmente el tiempo entre comidas para que su bebé va a beber más en cada comida. Considere darle a su niño un chupete entre las tomas, así; algunos niños necesitan succionar mucho.

Muchas madres, sin embargo, aprecian la cercanía vuelta al reloj que implican la alimentación a demanda y aceptar que sus ganancias bebés de su capacidad de respuesta inmediata. Si ése es usted, no hay necesidad de cambiar lo que está haciendo. Si usted es la alimentación con fórmula, ser consciente con el fin de no sobrealimentar (que es más sencillo para los bebés alimentados con leche materna a la auto-dirigir su consumo); pauta estándar del Dr. Greene es ofrecer a su bebé unas cuantas onzas de fórmula por cada libra de su peso corporal, hasta un máximo de 32 onzas diarias. Si su bebé está llorando de apetito, es obvio que no le privarlo.

En cualquier caso, si un horario hace que para una más tranquila, más alegre, más descansado bebé, ir a por ello. Su bebé necesita que cuidar de los negocios.

Pero en algún lugar en el rango de 4 y seis meses, sensoriales desenreda sistema de su hijo a partir de su masa enmarañada infantil y sí Compone ... y que podría estar listo para calmar a sí mismo a dormir. El problema es, su pequeño persona actualmente no bajar salvo que él ha tenido una cantidad interminable de su pre-sueño, calmar consideración. Y es que cuando muchos guardianes agotados deciden tren del sueño. Sleep preparación tiene muchas formas diferentes. Sea como fuere, la idea fundamental es el siguiente: Ponga a su bebé cansado, pero alerta. Si llora, susurro y frotar la espalda para apoyarlo. Dejar durante un par de minutos y luego volver a calmar él si todavía está molesta. Repita hasta que se duerme. Cada noche, extender el tiempo que deja llorar por un par de minutos hasta que ya no sucede. Aunque nadie le gusta escuchar su llanto de un bebé,

Capítulo 9: Cuida de mamá

Usted puede pensar que el enfoque de este libro es el niño, pero podría estar equivocado. He visto muchos matrimonios se hacen menos éxito porque toda la atención se da hacia el niño y los padres en realidad ellos mismos han puesto fuera de la foto. las necesidades de los padres son tan importantes porque un padre cansado no será una muy paciente. La fuerza de la relación también hace la familia para el niño mucho más seguro por lo que si ambas partes están felices, entonces el niño será más feliz también. Sin embargo, ¿cómo equilibrar las responsabilidades de los padres con la realidad permitiéndose la persona que la libertad que ambos necesitan?

La casa - usted necesidad de encontrar un buen equilibrio aquí y si usted y su pareja pueden reunirse para el trabajo a cabo funciones que se pueden realizar de forma cotidiana, esto realmente ayuda. Habrá limpieza para hacer y el más limpio que pueda mantener su casa, la más fácil de todas estas tareas se vuelven. Si usted y su pareja pueden aprender a guardar las cosas después de haber terminado con ellos, lo que ayuda a hacer el hogar más seguro para el niño también. Es muy divertido para hacer cosas como esto juntos. Invertir en un lavavajillas ya que es un importante argumento de que debería estar haciendo los platos. Esto hace que sea más fácil conseguir tareas domésticas fuera del camino. También es necesario invertir en un buen cuarto de lavado con un montón de espacio para colgar, por lo que la ropa se vuelve más fácil.

La otra cosa que tiene que decidir es la manera de dividir el dinero y el tiempo disponible. Yo sé que va a pensar que una broma cuando menciono tiempo libre, pero con muchas

EL ENTRENAMIENTO PARA DORMIR A LOS BEBÉS POR CLARA LA MADRE

personas teletrabajo, trabajar desde casa es una posibilidad real, lo que pone más dinero en sus bolsillos en realidad disfruten más. Tener un hijo no es el final de la vida social como usted la conocía y que necesita para ser capaz de responsabilidad relinquish veces y asegúrese de que usted tiene un montón de "nosotros" tiempo. Ir en un programa semanal de amigos de fecha o de visita sin el niño a cuestas, ya que es importante que el cuidador principal del niño tiene tiempo con los adultos. Puede llegar a ser muy aburrido cuando de hecho la única persona que hay que hablar es un niño!

A medida que los niños crecen, es necesario lograr algún tipo de acuerdo con su pareja que ambos están en la misma página en cuanto a cualquier tipo de paternidad va. Si un niño tiene la impresión de que él pueda sacar algo de papá que no puede salir de la madre, créeme, que va a usar esta influencia para hacer su vida más divertida, pero es probable que abrir una brecha entre usted y su compañero. Es necesario estar siempre en la misma página de modo que no hay duda en la mente del niño que tiene la sartén por el mango.

La preocupación de dejar niño con los demás

Esto puede convertirse en un enorme peso sobre sus hombros si se permite que se convierta en uno. La mejor manera de hacer arreglos para una niñera o para sus padres a involucrarse con el niño es tener una rutina muy establecida y para asegurarse de que todas las personas que cuidarán de los niños se adhieren a ella. Explicar la necesidad de ir a la cama regulares. Hablar de lo que es aceptable y lo que no es aceptable, porque el problema aquí es que cuando la gente paso en una nueva rutina, puede ser muy difícil para los padres para obtener la parte posterior del niño a la rutina original cuando el niño llega a casa. Escriba un horario y, a menos que esté seguro de que aquellos que buscan después de que el niño se adhieren a ella, encontrar alternativas.

Una de las mayores pesadillas de la relación es el hecho de que el bebé recibe toda la atención. Por lo tanto, es importante que las parejas pasan suficiente tiempo con los otros y para llevar la relación a pesar de que el bebé es también parte de ella ahora. Compartir los que crecen los dolores y alegrías es algo que es muy especial y se puede mantener en contacto en estos días de texto o incluso por Skype cuando está ausente el uno del otro. Recuerde, sólo porque usted está atascado en casa con un niño pequeño no significa que no se puede medir el tiempo por sí mismo reclamo. Si quieres clases de ejercicio, ¿por qué no el tiempo en la siesta de la tarde? Si desea continuar con el trabajo de casa, siempre y cuando se puede separar las cosas en su vida de una manera razonable, no hay razón por la que no se puede lograr esto. Sólo tiene que recordar que el niño viene en primer lugar porque el niño necesita orientación. Sin embargo, si organiza su casa de tal manera que son capaces de mirar por encima de su hijo mientras trabaja, entonces usted puede ser capaz de encontrar un buen equilibrio y ser capaz de continuar trabajando y contribuyendo económicamente a la relación. Ésta toma un poco de la presión a su pareja y los medios de que será capaz de pasar más tiempo en casa con usted disfrutando de ver a su hijo crecer.

Es necesario la interacción social. También necesita sentir que tiene amigos así que no cometa el error de abandonar el contacto con amigos sólo porque usted tiene un niño pequeño.

Está bien, esos amigos no pueden estar en la conversación niño, pero se pueden negociar las noches con su pareja, por lo que cada vez que consigue con su amigos, así como ser padres pueden salir de casa. De esta manera, se conserva el equilibrio y es un padre feliz y más equilibrada para su hijo. Un padre que begrudges renunciar a su vida a la maternidad a menudo lleva a una gran cantidad de amargura con ella y no se puede pensar en lo que ahora, pero los niños se darán cuenta de esto. También no ayuda a la dinámica de la relación si alguien protege el resentimiento, en lugar de ajustar sus vidas para que se adapte a usted ya su hijo.

De todos los niños que cuidé en tiempos de crisis, recuerdo aquellas que venía de parejas que estaban realmente juntos felices como los niños más fáciles de poner a la cama por la noche. Eso es porque en sus mentes pequeñas, que no albergaba dudas acerca de que mamá y papá eran o el papel que han desempeñado en sus vidas. A pesar de que estos eran niños adoptivos, te puedo decir que sus vidas fueron definidos por que sabían que sus padres estén y si los padres se amaban y querían a su hijo, el hijo lograron el sueño mucho mejor que esos pobres niños cuyos padres eran infeliz y en el proceso de separación. El más feliz eres, más feliz que su hijo va a ser, por lo que celebrar la vida y deje que su niño se ve como un ser humano feliz y satisfecho de ser él / ella puede respetar y amor, así como confiar en la retroalimentación positiva y el aprendizaje.

EL ENTRENAMIENTO PARA DORMIR A LOS BEBÉS POR CLARA LA MADRE

Capítulo 10: Cuida de una nutrición adecuada

Puede subir un aventurero capaz de tener una relación sana y positiva con los alimentos. Muchos padres se centran en la nutrición solo. Se centran en los números de la nutrición-comer 5 frutas y verduras al día, beber una cantidad X de la leche materna o fórmula onzas por día, o comer las calorías diarias recomendadas. Los padres deben prestar atención a la nutrición. Después de todo, es vital para el crecimiento y el desarrollo. El problema se produce cuando los padres se centran demasiado en los números. La nutrición es uno de los componentes de una alimentación saludable. Los padres también deben concentrarse en la variedad de alimentos y los comportamientos alimenticios saludables para toda la vida.

• Teach "preferencia de sabor" mediante la exposición de los niños a una variedad de alimentos, la textura y el sabor a través de una dieta sensorial rica.

• Los bebés enseñar y los niños a reconocer y apropiadamente responden a sus sensaciones de hambre y saciedad.

• Maximizar la absorción de nutrientes y la ingesta ofreciendo a los niños una variedad de alimentos nutritivos.

Enseñanza Flavor Preferencia

la preferencia de sabor se enseña, ofreciendo los bebés y los niños alimentos ricos sensorial de comer y explorar (vas a leer más sobre esto más adelante) que comienza en la infancia.

La mayoría de nosotros sólo pensamos en nuestro paladar cuando comemos algo con un sabor intenso como dulce, agrio, amargo, salado o. También podríamos pensar en el sabor cuando comemos algo que nos gusta o disgusta. ¿Con qué frecuencia se tiene en cuenta las papilas gustativas de su bebé, o incluso su propio? Como padres podemos pasar por alto el sentido del gusto porque estamos tan ocupados tratando de ser los mejores padres posibles. Estamos ocupados con los números de enseñanza, letras, palabras, animales, colores y canciones. Por desgracia, cuando damos de comer a nuestros hijos, que tienden a concentrarse en lo mucho que el niño está comiendo, más de los elementos que componen el mundo de sabor.

Los padres se enfrentan a muchas decisiones personales sin darse cuenta del impacto a largo plazo que pueden tener en el comportamiento de comer de un niño. diminutas papilas gustativas comienzan a formarse en el feto, y desarrollar aún más en la infancia. Las opciones de alimentos que tomamos durante el embarazo, la lactancia materna, y durante las comidas tienen el potencial de exponer a un niño a una variedad de alimentos. la elección de alimentos de una madre embarazada o en periodo de lactancia moldean las preferencias alimenticias de un niño. La leche materna emite el aroma y sabores de la dieta de la madre. Si una madre embarazada o dando el pecho come el ajo, el niño tendrá un sabor ajo. Si come curry, el niño tendrá un sabor de curry. Si se come el comino, el niño tendrá un sabor de comino. Aún más fascinante es que el bebé va a recordar el sabor de los sabores después de nacer, el fomento de la aceptación de alimentos en los últimos meses y años.

Una de las primeras opciones que usted tiene que influirá en las preferencias alimenticias del bebé es la decisión de dar el pecho. La Academia Americana de Pediatría (AAP), Instituto de Medicina, y la Organización Mundial de la Salud (OMS) toda la tensión de los beneficios de la lactancia materna exclusiva durante los primeros 6 meses. Los bebés amamantados son más propensos a aceptar nuevos alimentos durante la primera introducción en comparación con una fórmula alimentado infantil. Esto es comprensible debido a que un bebé alimentado fórmula experiencias de uno días sabor suave y día.

La lactancia materna es fundamental para la introducción de una variedad de gustos. Cuanto más tiempo un niño es amamantado, el más apto que el niño es comer frutas y verduras más tarde en la vida. Por lo tanto, se recomienda a las mujeres que amamantan a comer una dieta variada.

A medida que el hijo pasa a los alimentos sólidos, la madre puede seguir enseñando a la preferencia de sabor, ofreciendo una gran variedad de alimentos. La mayor variedad de alimentos ofrecidos al niño a los 6 meses de edad, mejor será la aceptación de nuevos alimentos. La experiencia general de alimentación del feto, infante y niño que está fuertemente influenciado por los hábitos alimentarios y las decisiones de los cuidadores.

Vamos a retroceder hasta un minuto y definen la variedad largo plazo. La mayoría de los padres tienden a la variedad asociada con la idea de introducir diferentes alimentos (espárragos, plátano, manzana, zanahoria). Sin embargo, hay más a la variedad. Si un niño no le gusta las zanahorias un día, no se rinda. Simplemente corte o prepararse de manera diferente la próxima vez que usted sirve zanahorias. En otras palabras, las zanahorias se pueden cortar en largas lanzas, acuñó, en puré o en dados. La idea de ofrecer variedad no se limita a servir a nuevos alimentos, pero que ofrece los mismos alimentos diferentes maneras. A medida que el niño se acostumbre a la comida que va a ser más propensos a intentarlo. Los niños se comen lo que les es familiar. Es el trabajo de los padres para hacer la comida familiar para el niño a través de múltiples introducciones. Sin embargo, es importante asegurarse de la textura de los alimentos es la edad y habilidad apropiada.

Un sensorial Dieta Rica

La base de la "preferencia de sabor" está exponiendo al niño a una variedad de alimentos, proporcionando una experiencia sensorial de alimentación. Sensorial de alimentos ricos ofrece una variedad de gustos, sensación en la boca, y el aroma mientras se alimentan en el equilibrio adecuado. Los alimentos proporcionan una oportunidad para que un niño a utilizar todos sus sentidos (gusto, tacto, olfato, el oído y la vista). La aceptación o rechazo de la comida está determinada por esos sentidos. No sólo el sabor de los alimentos, ya sea traer desilusión o disfrute, pero el entorno también determina la aceptación de la comida. Dependiendo del niño, un cambio leve o drástico en un aspecto de la comida puede cambiar toda la experiencia. Un asiento incómodo, una habitación muy caliente, o un plato sobre-especiado pueden afectar negativamente la experiencia del niño. Es importante tener en cuenta todos los sentidos al crear una experiencia positiva de alimentación.

Cada adulto sabe el tipo de alimentos que les gusta y no me gusta. Los niños no son diferentes. Ellos también tienen opiniones acerca de la comida, y también tienen más fuertes y más sensibles que los adultos papilas gustativas, porque por desgracia, adultos papilas gustativas pierden a medida que envejecen. Tenga en cuenta, ¡qué gustos adultos es completamente diferente a lo que un niño gustos.

Los padres deben exponer a los niños a una variedad de alimentos, pero también deben respetar las preferencias sensoriales individuales de sus hijos. Algunos niños serán muy sensibles al sabor o la textura (tal vez incluso ambos). Por ejemplo, mi hijo tenía y aún tiene un problema de textura. Odiaba grumos en su yogur. He aprendido a respetar esta preferencia y bultos evitadas en texturas cremosas. Él es ahora tres y me siguen haciendo cambios lentos en la textura de su comida. Los padres pueden determinar un punto de partida individual para su hijo con sólo escuchar el lenguaje verbal o no verbal del niño. Esto puede tomar tiempo para ver un patrón. Si se puede reconocer una aversión a la comida temprana y el trabajo lentamente alrededor de ella, usted estará delante del juego.

Si usted tiene un niño sensible, ir despacio. Suave, diluido, o la comida suave puede ser más atractivo para un niño sensible. No se preocupe-esperanza no se pierde si su hijo no le gusta un bulto en su yogur o canela en su puré de manzana. Es sólo un punto de partida. Una vez más, comenzar lento y hacer cambios muy pequeños. Seleccione alimentos que el niño disfruta y añadir cambios muy pequeños a la sensación. Evitar sorpresas sensoriales para el niño-que sensible no sería una buena idea para darle huevos revueltos llanura un día y una tortilla sudoeste de la siguiente. Simplemente cambiando la cantidad de leche añadida a los huevos es suficiente cambio sensorial para empezar.

Recuerde que todos los niños son diferentes. Son diferentes de los adultos, otros niños, e incluso a sí mismos. Los niños cambian constantemente. Su preferencia de sabor también cambiará día a día. El hecho de que un niño le gusta una textura específica o el sabor de un día, no significa que le va a gustar la siguiente. Este es un comportamiento común y debe ser aceptado como normal, no exigente (discutiremos esto más adelante).

Gusto

Amargo, salado, ácido, dulce, y umami (salado) son los 5 sentidos nuestro paladar reconocen. Cada bocado nutritivo le dará a su bebé con un gusto o una combinación de sabores todos ellos que influyen entre sí. Por ejemplo, algo dulce puede reducir el sabor amargo de un vegetal. Sabiendo cómo proporcionar alimentos para maximizar el sabor y el equilibrio animará a los niños a comer sus verduras. En otras palabras, si usted quiere que su niño a beneficiarse de los nutrientes de un alimento amargo como verduras de hoja verde, puede agregar una fruta dulce como un plátano para hacer el sabor más aceptación. Esto se llama "sabor de emparejamiento."

Vamos a enfrentar los bebés humanos que se niegan de forma natural los alimentos amargos y la bienvenida a los alimentos dulces y salados. No es su culpa-que está incrustada profundamente en su ADN. la supervivencia de nuestros antepasados dependía de su capacidad para distinguir entre los alimentos amargos y dulces. Los mayoría de los alimentos venenosos sabor muy amargo, haciéndolos poco atractivo. Sin embargo, la sensación de amargo y dulce lata varían considerablemente entre cada persona debido a la edad y la genética. Los padres y los niños, naturalmente, tienen diferentes sentidos del gusto y pueden influir en las percepciones de capricho para comer también. La buena noticia es que la preferencia de sabor que se aprende, y de sabores fuertes puede ser aceptado en el tiempo.

No sólo los niños prefieren los alimentos dulces, pero también son neofóbicos (miedo a algo nuevo) sobre la comida. Tienen una capacidad inherente para protegerse de los alimentos potencialmente tóxicos. No se preocupe, simplemente porque temen nuevos alimentos y aman a los alimentos dulces, no quiere decir que no pueden aprender a ser comedores sanos. Si su bebé frunce el ceño ante el sabor de algo nuevo, no renunciar después de un par de presentaciones. Seguir adelante y concentrarse en su voluntad de volver a introducir los mismos alimentos. Sólo cambia el sabor. Recuerde, cambiando el sabor es un simple como cambiar la textura (puré, finamente dados, chuleta), la adición de una hierba o especia, o servirlo a una temperatura diferente.

Mito Buster: Muchos pediatras, abuelas y madres lactantes recomiendan la administración de verduras antes de las frutas. Se cree que el sabor dulce de la fruta va a interferir con la preferencia para las verduras amargas. No hay ninguna evidencia clara que apoya esta teoría. De hecho, una variedad de frutas y verduras durante el embarazo y la lactancia materna conducen a una mayor aceptación de los alimentos por el bebé. Además, la exposición repetida a las frutas y verduras durante el destete crea una preferencia.

Sensación en la boca

Textura, forma, y temperatura

Nuestra boca tiene la capacidad de sentir. Se puede distinguir texturas y temperaturas, que pueden tener un impacto dramático en el sabor de los alimentos. la textura de un alimento tiene la capacidad de cautivar y nos satisface al mismo tiempo. Cremosa, alimentos grasos nos dan confort, mientras que los alimentos crujientes nos dan placer en un evento social. Sin embargo, la textura de un alimento también nos puede rechazar. Conozco a varios adultos que no lo hacen como combinaciones de textura cremosa y llena de bultos. Tenga esto en cuenta a la hora de alimentar a su pequeño. Tienen opiniones sobre la textura, también.

Los bebés y los niños se niegan comúnmente nuevos alimentos, ya que no les gusta la textura o el sabor de la comida. Los padres tienden a percibir este comportamiento como "delicado". Hay un par errores comunes que los padres pueden hacer al introducir un nuevo alimento a su hijo. La temperatura también afecta la percepción del sabor de un alimento. Esto hace que la comida sea más agradable, y se puede llevar a cabo la dulzura o incluso ocultar la amargura de los alimentos. Por ejemplo, dejando que el helado sentarse en la mesa durante unos minutos antes de servir maximizará su sabor dulce. Incluso mejor de congelación verduras amargas se llevará a cabo el sabor amargo de su batido cuando se mezcla congelada y se consume inmediatamente!

Los bebés deben ser introducidos a una variedad de temperaturas, incluyendo frío, fresco, caliente, y tibia. Los padres deben evitar servir los alimentos que son demasiado caliente boca-a del bebé es más sensible que la de un adulto, y es importante tener cuidado. Si un alimento se siente un poco caliente para ti, errar en el lado seguro y enfriarlo más para su bebé.

Capítulo 11: Trata de equilibrar su sueño con el recién nacido

La privación del sueño es parte de ser un padre, pero sin duda puede poner un peaje en usted y su salud si se prolonga durante meses. Así que para ayudar a sobrevivir a esta etapa de su vida, he enumerado algunos consejos que puede seguir para ayudar a compensar su sueño.

Come saludablemente - Realmente es un reto de funcionar como un adulto, y aún más difícil de cuidar de su pequeño, si usted no tiene suficientes horas de sueño. Una forma de garantía que tiene suficiente energía para sobrevivir el día es comer un desayuno saludable.

Objetivo de tener una placa con proteínas (como pollo o huevos), granos enteros (avena, arroz integral, pan de trigo entero, etc.) y fruta fresca. Es posible que desee evitar los alimentos ricos en azúcar como estos sólo se agotan su energía después de un tiempo.

Beber mucha agua - Su cuerpo necesita agua para que adecuadamente puede funcionar. Asegúrese de que usted obtenga suficiente agua (más de 8 vasos) para evitar que se enfermen también. Usted no quiere estar enfermo mientras cuida de su bebé.

Sueño cuando el bebé duerme - Este fue un consejo dado a mí que estoy tan agradecido. Evitar la necesidad de mirar a su bebé mientras que s / él duerme (Sé que la mayoría nuevos padres saben a qué me refiero) y tratar de conseguir cerrar los ojos, mientras que su pequeño está quedando dormida. Esto podría ayudarle a obtener a través de las largas noches de tratar de obtener de él / ella para dormir.

Pedir ayuda - Considere pedir ayuda a sus padres o suegros, sobre todo cuando se piensa que está recibiendo demasiado abrumado y agotado. Estoy bastante seguro de que estarán más que dispuestos a velar por su nieto durante el día mientras recibe su muy necesario descanso.

Desenchufe - Algunos padres pueden sentir la tentación de comprobar en sus teléfonos móviles u ordenadores portátiles cuando su bebé está dormido, al menos, obtener una muestra del mundo "exterior". Si no es tan importante, intente desconectar y dormir un poco a sí mismo. Créeme, que necesita dormir más de lo que necesita para obtener actualizaciones del feed y medios de comunicación social.

Tren del sueño a su hijo - Comenzar la planificación sobre el sueño la formación de su hijo cuando s / él está listo. la formación del sueño, cuando funciona, realmente ayuda a los padres para conseguir la calidad del sueño.

Dormir durante todo el día

Cuando se trata de la necesidad del bebé para el descanso, no hay cierto nivel. Debe ser agudo y atento con respecto a las necesidades de descanso de su hijo. No existen normas exactas sobre el tiempo que el bebé debe descansar. En cualquier caso, se verá que en un par de días inicial y largos tramos de su vida, se pasará la mayor parte de su tiempo durmiendo. Habrá ocasiones en las que será consciente, incluso en medio de la noche, aunque si su hijo es como la mayoría, estas frecuencias serán muy lejos en el medio. En cualquier caso, de hecho, muy pronto, se encuentra que va a construir un patrón de descanso individual. El truco con señalar que en esta fase de su vida, el resto es su mejor técnica para el desarrollo. Por lo tanto, es necesario modificar su patrón de reposo demasiado si va a garantizar el desarrollo de su bebé.

El bebé es el centro de las cosas

Durante los primeros días y largos tramos de su vida, su bebé debe ser el punto focal de su vida. Por eso, si usted es una madre trabajadora, que realmente sería inteligente para planificar su licencia de maternidad durante un mes o dos hasta que con seguridad se puede dotar a su hijo a una figura parental. Durante su ausencia, puede utilizar su tiempo al estar centrado en torno a las necesidades del bebé. En cualquier caso, esto no implica que usted caso omiso de sus propias necesidades físicas. Lo que es más, algo que no se debe ignorar es tener la cantidad adecuada de descanso, independientemente de si usted está preocupado por el llanto del bebé muy pronto.

La comprensión de los patrones del sueño del bebé

Acostumbrarse a tener un bebé recién nacido puede ser difícil para los padres. El cambio más grande para la mayoría de los padres se puede conseguir aclimatado con los patrones de sueño del bebé. Es un hecho indiscutible que nuevos padres pueden esperar muchas noches sin dormir, así entender qué tipo de sueño de su bebé recibirá padres podría ayudar a reconocer lo que este par inicial de meses se verá así.

Un bebé recién nacido, por lo general, no hace más que dormir y comer. Esto mantiene a la madre ocupada con la lactancia materna y los cambios de pañal sin escalas. los patrones de sueño del bebé para las tres primeras semanas debe ser un agregado de 16-20 horas de sueño cada día. Ya que va a dormir por alrededor de 2 horas a la vez, esto significa que los padres pueden casi seguro que tomar siestas cortas durante las tres primeras semanas o deben dormir por turnos. A las tres semanas, el bebé comenzará a dormir de 16 a 18 horas al día, tal vez dormir por períodos más prolongados. A las seis semanas, el bebé va a dormir incluso menos, alrededor de 15 a 16 horas al día. Esto significa los padres podían esperar a dormir un poco más a esta edad.

La edad de cuatro meses significa que el bebé va a dormir 9 a 12 horas por la noche, además de 2 siestas durante el día. Los padres animarán como los patrones de sueño del bebé, por fin, les permitirá obtener toda una noche de sueño reparador. A lo largo de la siguiente par de meses, el bebé va a seguir teniendo los patrones de sueño cada vez más estables y ofrecer a los padres un descanso verdaderamente necesarias de interferir con el sueño. Estos patrones de sueño del bebé son fundamentales para el bebé para obtener el alimento y consuelo que necesita para crecer adecuadamente. Tratar de entender lo que está en la tienda en diferentes etapas puede ayudar a establecer los padres inexpertos para el sueño que es casi seguro que llegar lo desarrolla un bebé.

polifásico del sueño

También conocido como Programa de reposo de Uberman, este método de dormir cambia sus patrones de sueño, pero no se recorta sobre el resto de la calidad necesaria de que su cuerpo necesita.

El patrón habitual de dormir se conoce como bifásica. Eso significa que hay dos fases de sueño dentro de un bloque de 24 horas. Con eso se dice, pertenece polifásico del sueño a dormir varias veces al día.

Con el sueño polifásico, usted quiere que su cuerpo produzca esa inmersión, pero sólo durante unas 2 horas.

El enfoque central de dormir polifásico es romper su periodo de descanso completo para un día en 4 a 6 periodos de sueño, cada ser aproximadamente 2 horas de duración. Esto puede sonar como un enfoque crudo a tomar atajos en el sueño, pero es un método crudo que las obras.

Cómo funciona

Tomar nota de que el cuerpo no necesariamente tiene que experimentar un total de 8 horas de sueño para comenzar a recuperar y sanar. Simplemente tiene que estar en el estado correcto mientras duerme. Normalmente, eso lleva tiempo a medida que avanza a través de cada ciclo.

Con el sueño polifásico, de empezar a hablar con su cuerpo que ya no será capaz de obtener un total de 8 horas de sueño. En su lugar, usted está reemplazando su totalidad 8 horas con trozos de 2 horas más pequeños que ocurren frecuentemente durante el día.

Dependiendo de cuánto tiempo que su cuerpo necesita para obtener la indirecta, usted podría estar buscando a las 2 semanas hasta que su cuerpo se da cuenta de que un bloque 8 hora completa de dormir nunca está sucediendo.

Cuando esto sucede, su cuerpo comenzará a adaptarse a su nuevo patrón de dormir mediante la inyección como la actividad cerebral mucho en su nuevo (y limitado) tiempo de sueño como sea posible. Esto permitirá que se despierte fresco y con energía después de sólo dos horas de sueño.

beneficios

Naturalmente, este método funciona muy bien para las personas que tienen muy poco control sobre el momento en que llegan a dormir. Profesionales que necesitan estar de guardia para emergencias tendrán ahora la energía para hacer lo que tienen que hacer sin sacrificar su buena noche de sueño.

Este patrón de sueño también le permite hacer más en el día, especialmente si usted está más inclinado a hacer las cosas cuando se supone que debes estar durmiendo. La flexibilidad que ofrece este método que le permite más espacio para representar a cabo sus actividades diarias en lugar de exprimir todo en un solo día.

Los hábitos de dormir bebé y la madre

Si usted es una nueva madre, usted debe entender los hábitos de la madre y el bebé para dormir adecuadas para asegurar el crecimiento y desarrollo adecuado de su hijo. No obstante, el desarrollo de su bebé no debe ser su principal preocupación, ya que son la principal fuente de soporte de vida para el bebé. Usted también debe tener la cantidad correcta de sueño para satisfacer sus necesidades físicas correctamente.

Todos los días de albergue

No hay ninguna regla dura y rápida cuando se trata de la necesidad del bebé a dormir. Tienes que estar atentos y cuidadosos con las necesidades de sueño de su hijo. No hay reglas estrictas en cuanto a la dormirá el bebé. Pero encontrará que va a pasar la mayor parte de su tiempo de relax en los primeros días y semanas de su vida. Por supuesto, en ocasiones, incluso en el medio de la noche, que está despertando, sin embargo, si su niño está sano, estas incidencias son distantes entre sí. Sin embargo, pronto se dará cuenta de que va a desarrollar un patrón regular de sueño. Es suficiente para suponer que el sueño es el mejor método de crecimiento en esta etapa de su vida. Debe, por lo tanto, también cambia sus patrones de sueño si va a asegurar el éxito de su bebé.

El bebé es el centro de todo.

El bebé debe ser objeto de su vida durante los primeros días y semanas de su vida. Por ello, si usted es una madre que trabaja, que es muy agradable para planificar una licencia por maternidad durante un mes o dos hasta que pueda confiar cómodamente a un cuidador a su hijo. Va a hacer el mejor uso de su tiempo durante sus vacaciones mediante la centralización de las necesidades del bebé. Pero no descuidar sus propias necesidades físicas. Así que una cosa no hay que olvidar está recibiendo la cantidad correcta de sueño, aunque en las primeras horas de la mañana que se distraiga por el llanto del bebé.

Ponga los hábitos de la madre y el bebé para dormir adecuadas.

Mientras que los niños son únicos, en esta primera etapa de su vida, tienen una necesidad común. todo lo que necesitan mucho tiempo para dormir. Esta es una de las formas de la naturaleza para hacer que los niños seguros y activos. Y aquí, puede obtener su hijo a dormir bien por dirigir a su hijo a desarrollar buenos hábitos de sueño. Por lo tanto, también tiene la cantidad adecuada de descanso para darle una nutrición adecuada (en forma de leche materna) para su desarrollo saludable.

Usted debe empezar a decidir cuál es el mejor momento para el sueño para ti y tu bebé. Si la rutina es pronto para dormir, se puede tratar de conseguir a su bebé a dormir aproximadamente una hora antes. También sabemos que la mayoría de los niños están ocupados y deben ser inducidas y calman antes del sueño. Este sistema de una hora es sólo eso. Si no lo hace, se dará cuenta de que su sueño es tarde, así que va a ser robado de su merecido descanso.

También debe estar preocupado por su sueño durante el día. No hay problema si usted todavía está de vacaciones porque se puede pasar todo su tiempo con su hijo. Pero cuando realmente se tiene que volver a trabajar, hay complicaciones si su hijo simplemente toma su tiempo para dormir. Por lo tanto, durmiendo con frecuencia durante el día, tal vez una por la mañana y otra por la tarde es una práctica buena. De esta manera, el cuidador no tiene problemas en poner a su hijo a dormir cuando lo dejas.

No podemos ver que, sin duda, pero hay un montón de cosas que suceden durante el sueño. Y en los niños, esto es muy evidente. Asimismo, se preguntan por qué los niños que siempre sueño tienen cuerpos redondos, pero tienen reacciones lentas frente a estímulos externos casi siempre? Esto pone de relieve que el sueño no debe ser exagerado. Cuando usted sigue su madre y los patrones de sueño adecuados del bebé, el cuerpo y la mente del niño son seguros, y esto va con usted.

Capítulo 12: Aprender Sus responsabilidades

En los niños, cualquier petición de los cuales se cumple de inmediato, las solicitudes aumentan en orden creciente hasta que se cruzan todos los límites razonables o incluso se vuelven inaceptables. ¿Qué está haciendo? Es hora de que el adulto que le dijera: "Ya basta, que ya va demasiado lejos. No significa no."

Su un año de edad bebé murmura algo medio dormido. Entonces, sin ninguna razón, comienza a gritar o llorar. Se llega a comprobar lo que pasó, pero a primera vista, todo está en orden. Usted piensa que tiene hambre, y una botella de leche caliente le va a calmar. En efecto, el niño se queda dormido de nuevo. Se piensa a sí mismo: "Grande, una botella de leche, pero yo ni siquiera preguntar por nada, sólo gritó un poco, lo fácil que es! ¿Por qué no pedir otra mañana también? O incluso dos. Es muy agradable de beber leche en manos de papá en medio de la noche ".

Así que la próxima vez que sienta una "trampa", acaba de decir que no. Pero, ¿cómo hacer que este llorón que no desea escuchar obedecer, y parece como si él está realmente sufriendo?

Todo es muy simple: si desea dormir tranquilos por la noche, su hijo quiere algo más (pasar la mayor parte de la noche jugando con usted, o dormir en las manos). Has convencer a los argumentos lógicos y biológicos que ni siquiera quiere escuchar: "Para crecer, tiene que dormir por la noche, y ya está oscuro afuera." Sus argumentos son fuertes, desgarrador, molesto, e increíblemente eficaz. Esta es la única manera de formular sus peticiones. Su hijo sabe lo que quiere y está tratando de hacer entender esto a través del llanto. Si no lo confronta y recurrir a su habitación en el primer sollozo, ¿qué crees que pasará?

Si usted no enseña a su hijo a obedecer o comprender que "no" significa "no", entonces usted no será capaz de obtener suficiente sueño por la noche durante mucho tiempo.

Flexible "No"

Flexibles "no" significa "no", el cual, si el niño sigue insistiendo, con el tiempo se convierte en "Sí". Su bebé debe entender lo que las palabras que se dicen media. Muchos niños no se limitan a aceptar un "no" como respuesta, ya que se utilizan al hecho de que algo más sigue.

Si ha acostumbrado a su hijo al hecho de que sus "no" significa ya sea "ahora no, espera," o "volver a preguntar," o "grito más fuerte y ver", entonces no se sorprenda de que él no escucha.

Es mejor decir:

"Si. Sí, pero esta es la última vez. No."

Que:

"No. No. Bueno, bueno, pero sólo que esta vez, sí ".

Usted pensó que usted dijo que no, que le dio una razón convincente para su rechazo. Esto es más que suficiente. Después de decir: "No, no voy a traer una tercera vez en la noche para beber", no vuelvas. De lo contrario, ¿qué cree que pasará al día siguiente?

El tono de la voz debe coincidir con las palabras habladas

¿Qué tono que utiliza para decir no a su hijo? Después de todo, en su mayor parte, será precisamente por su entonación que evaluará lo decidido que está en sus palabras. Así que le hizo saber que no está bromeando.

"No", usted necesita hablar con una voz clara y estricta, pero no grite. Mostrar por el tono de voz, gestos y ojos que no está bromeando y no va a cambiar de opinión.

Los padres que firme saben lo que quieren comportarse con el niño de una manera muy calmante y alentar, aunque en un principio el rechazo le provoca resentimiento temporal.

Controla tus emociones

Un niño pequeño es muy susceptible a todo lo que ocurre a su alrededor; todo lo que ve como una cámara de vídeo. Toda la información acumulada se deposita en la cabeza. Si lo que vio le parece particularmente interesante, entonces él trata de repetirlo.

Cuando nace un niño, que no sabe cómo controlar ni sus emociones ni su manifestación aparente. Durante un largo periodo, puede demostrar su desacuerdo sólo con un llanto o grito. Si también grita a él, porque ya no se puede tolerar esto, entonces nunca va a aprender a controlar sus emociones, y las noches en su familia va a convertir en un infierno.

Fijar un ejemplo

Este método de enseñanza del nuevo comportamiento se llama imitación, y los animales han estado utilizando durante mucho tiempo: el que no sabe cómo hacer algo relojes el que sabe cómo, y trata de repetirlo hasta que lo haga lo mismo. Dicha capacitación se lleva a cabo en silencio, pero es muy eficaz.

Nadie hace que se comportan perfectamente. Es importante recordar que los padres son constantemente el primer modelo de conducta para sus hijos, la primera autoridad, las personas que aman y respetan la mayor cantidad para sus hijos. Por lo tanto, se ejerce la mayor influencia en el niño.

¿Cómo se va a enseñar a su hijo para ser tranquilo por la noche, si, al mismo tiempo, usted mismo se permite que gritarle? Estos niños deberían adoptar el modelo de comportamiento de los padres y no al revés. Si un ataque de ira que enfurece, entonces todo se vuelve al revés.

Si usted quiere que el niño dejara de gritar, entonces usted mismo no debe gritar a él.

El permanecer en calma

Los padres trabajan mucho; tienen un montón de cosas que hacer y muy poco tiempo para completarlos. Esto los mantiene tensa, prácticamente sin parar. Y la mayoría de las veces, los niños sufren de esto, que a su vez están en el límite de la fatiga y todo lo experimentado durante el día. Después de todo, muchas veces, se convierten en sus caprichos que muy "última gota.".

Es difícil para cualquier persona a mantener la calma todo el tiempo. Con el fin de aprender a controlar su ira, es importante entender claramente que no existe una "culpabilidad" del niño en este. Sólo "prende fuego a la mecha."

Cada uno es responsable de sus emociones y de la forma en que ellos expresan. Los padres que se enojan deben hacer frente a su ira. Los niños, a su vez, tienen que lidiar con su propio!

Violaciónes de sueño de los niños (por ejemplo, cuando un bebé se levanta de la cama veinte veces por la noche, en lugar de dormir a fondo) pueden causar un destello de ira en los padres. Esto podría iniciar una pelea grande. A veces, los padres están tan cansados que arrancan el estrés que no pueden defuse en su hijo.

No lo olvide:

Un niño puede superar sus propios arrebatos de ira sólo gracias al ejemplo que te quita;

Puede tranquilizar a su hijo y convertirse en una autoridad para él sólo si se mantiene la calma, estricta, y al mismo tiempo, la clase.

Sí, no es tan simple. Sin embargo, no perder la paciencia! Tú puedes arreglarlo.

Confundiendo a necesidades y caprichos

"Si no reacciono a los gritos de mi hijo en la noche, ¿cómo puedo estar seguro de que todo está bien con él?"

Los niños pequeños tienen sus propias necesidades, y es muy importante para satisfacerlas. Afortunadamente, no hay tantos de ellos. El problema es que un niño con los mismos expresa celo no sólo sus necesidades, sino también simplemente desea, por lo que los padres a veces confunden estos dos conceptos entre sí.

Cada niño tiene sus propias necesidades obvias, familiares para todos los padres. Primero viene las necesidades primarias que deben cumplirse en el lugar, la primera necesidad de alimentos y agua, calor, y la atención. Luego viene las necesidades sociales-para ser aprobados y cuidados. Luego viene la necesidad de protección es importante para que el bebé se siente que no ha sido abandonado o rechazado. A continuación viene a las necesidades-mentales jugar, estudiar y descubrir algo nuevo. Por último, el niño necesita estar rodeado de un ambiente que le permite desarrollar correctamente y dar todo lo posible.

Cada niño debe recibir todo lo anterior.

Principio del placer

El niño cree que su placer es lo más importante; Por lo tanto, se trata del punto que requiere la aplicación inmediata de cualquiera de sus caprichos. Él no sólo quiere conseguir todo lo que ve (camión de bomberos, chupete, bolígrafos), lo necesita aquí y ahora. Es difícil para él para hacer frente a la nueva sensación de injusticia cuando no recibe justo lo que quería o no lo recibe de inmediato.

Su tarea consiste en rechazar el niño poco a poco para cumplir con algunos de sus deseos, pero al mismo tiempo de no ir demasiado lejos para que él empieza a entender qué es la vida. Si esto no se hace, la vida misma a continuación, lo corregirá; Sin embargo, en este caso, el niño tendrá un tiempo difícil.

Si disfrutar de cualquier deseo de su bebé, entonces se le hacen solamente un mal servicio.

Aquí hay algunos ejemplos para hacer una diferencia:

Abrace a su bebé con más frecuencia. Pero si un niño quiere pasar quince horas al día en las plumas, entonces este es un capricho.

El niño necesita comer; este es su necesidad. Si a los seis meses que quiere una botella de leche antes de dormir, entonces este es un capricho.

Durmiendo en el calor es una necesidad. Dormir entre papá y mamá es un capricho.

El niño necesita ser escoltado a la cama. Esta es una necesidad. Si llama a su madre diez veces por noche, esto no es más que un capricho.

El fracaso o la frustración

El niño sufre de necesidades básicas insatisfactorias, y las consecuencias de su sufrimiento pueden afectar seriamente su vida futura. A menudo vemos problemas en los adultos que, en la infancia, carecían de cuidado, el amor, o la estabilidad en su relación con sus padres.

El deseo no debe ser satisfecha de inmediato. Debe ser oído y entendido - con ternura y empatía. Si esto es seguido por una negativa, entonces su razón debe estar claramente formulado.

¿Tiene el niño le gusta esto? ¿Muestra su descontento en voz alta? Nada mal.

Los niños se vuelven gritones y tiranuelos justo cuando se cumplen constantemente todos sus deseos y caprichos. Ellos continúan la búsqueda de los límites de lo que está permitido, pero todavía no pueden encontrarlos.

Deshacerse de culpabilidad

El sentimiento de culpabilidad es muy persistente, y es muy difícil deshacerse de él. A menudo aparece en los padres tratando de hacer frente a los trastornos del sueño en un niño. Se puede tomar varias formas: los padres se sienten culpables por dejar a su bebé a llorar a solas, por lo que le venga a la cama de los padres, ya que no le puede enseñar a dormir normalmente.

Sentimientos de culpa surgen de la sensación de haber hecho algo malo, pero esto no siempre es cierto. Es inútil decir a ti mismo "que debería tener" o "que debería haber hecho" - no le ayudará el asunto con la autoflagelación. La manera más eficaz de deshacerse de los sentimientos de culpa, como muestra la práctica, es cambiar a las acciones activas.

Si va a realizar cualquier intento de mejorar el sueño del niño, entonces no hay necesidad de dudar de ti mismo: cuanto más se esté seguro de sus acciones, el menos espacio quedará para la culpa.

Si los pensamientos de culpa que visita, entonces usted debe entender lo siguiente:

Si un niño llora en vez de dormir o constantemente se despierta en la media noche, entonces todo lo que no está bien con él. Su tarea, en este caso, es acostumbrarlo a un modo de sueño normal.

Cuando los niños duermen lo suficiente, se vuelven más tranquilo, con más energía; están más abiertos al aprendizaje.

Su hijo no te necesita para ser durante todo el día; sólo necesita saber que usted está cerca y lo amas.

Su hijo tiene el derecho de expresar ira o protesta en algún momento; no es necesario que eche la culpa de esto.

El mejor regalo que puede darle a su hijo es enseñarle a calmarse y dormir solo. Este es un gran comienzo para desarrollar aún más su independencia.

Para poner fin a las peleas por las noches, para convertirse en los padres que dan la bienvenida a la mañana con una sonrisa y se quedó por completo - no es esto lo más importante para su hijo? Y no se olvide: usted también tiene el derecho de una noche de descanso.

Las personas que son naturalmente muy tipo son especialmente vulnerables a la culpa. Ellos no quieren que los demás perturbar o hacer que se sientan mal, y más aún, que se refiere a su propio hijo. Si esto es acerca de usted, a continuación, hágase la siguiente pregunta: ¿usted interferir con su hijo si trataba de cortar el dedo con un cuchillo? De la misma manera, podemos decir:

Si no enseñamos al niño a dormir normalmente, entonces vamos a permitirle que cometa un error.

Por último, no se olvide que la culpa puede convertirse en ira y la agresión, ya que conduce a un conflicto interno: queremos que el niño a dormir mejor por la noche, pero al mismo tiempo, no estamos dispuestos a hacer cualquier cosa para esto o para hacer negocios con consecuencias. Como resultado, uno de los dos - su cónyuge o el propio niño - se convertirá en una víctima de este tipo de sentimientos. Esto no ayuda mejorar el ambiente general en la casa ni resolver los problemas de sueño de su bebé.

Ayudarse unos a otros

Es muy importante que ambos padres tienen una parte igual en la solución de problemas con el sueño del bebé. Si lo haces juntos, entonces todo lo que sucede más tranquilo, usted tiene más paciencia, que son más convincentes, y tiene más fuerza.

La falta de sueño agota el sistema nervioso. Como era de esperar, tener un bebé es una gran prueba para cualquier pareja. A menudo sucede que las dificultades con que pone consecuencia niño en desacuerdos maritales graves. El niño entiende todo esto perfectamente y siente que su responsabilidad y la culpa, y él no tiene que soportar esta pesada carga.

También ocurre a menudo que los padres, que por lo general se llevan muy bien, comienzan a pelearse cuando se trata de problemas de sueño en su hijo. Uno de ellos toma una posición más estricta: por ejemplo, cree que el niño debe dejar de llorar, ya no quiere calmarlo, y quiere disfrutar de una noche tranquila o una noche de sueño. Los otros se comporta "más amable" con el niño, le preocupa que algo está mal con él, para que el bebé se siente abandonado.

Además, si se forma una grieta entre los padres, el niño inmediatamente "resbalones" en ella. Rápidamente se convierte en un tema de disputas: por regla general, un padre estricto cree que el segundo anula todos sus esfuerzos para educar. Sin embargo, ni el autoritarismo ni la permisividad traerá el resultado deseado.

¿Entonces lo que hay que hacer?

Trate de no discutir sobre esto en frente del niño si la situación se está calentando. En cualquier caso, no le muestran que no está de acuerdo con los demás.

No permita que el niño tiene la impresión de que él pueda recibir de su madre todo lo que su padre simplemente se negó (o viceversa). Es por esto que se corre el riesgo de escuchar de la cama: "! No, papá, mamá llamada" Este error padres es muy difícil de eliminar en el futuro.

Cuando uno de los progenitores toma una decisión, es aconsejable que el segundo le da soporte en esto, incluso si no está de acuerdo completamente con él. Si la controversia no se puede evitar, entonces posponer la aclaración de la relación en un momento más conveniente.

Cuando tenga que enseñar a su hijo algo nuevo, es importante que ambos padres son solidarios entre sí: "Mamá dijo que no, entonces no."

Pasar el testigo

Si los padres no tienen suficiente sueño de la noche, es importante que supervisan el niño a su vez. Pasar el testigo de la guardia de la noche a la otra, pero seguirá actuando juntos.

Manteniendo entre sí en el saber, se puede asegurar que el niño se utiliza para el modelo de comportamiento que ha elegido y los requisitos que se aplican a él.

Si se actúa en un lado o en conjunto, a su vez y se adhieren a su plan para un tiempo suficientemente largo, y luego, al final, el niño aprenderá a comportarse como se esperaba.

Capítulo 13: Trastorno de movimiento periódico de extremidades y sus tratamientos

Otro trastorno del sueño que hace el movimiento de las extremidades durante el sueño es PLMD o trastorno de movimiento periódico de las extremidades. Esto ocurre en diferentes momentos durante la noche cuando las extremidades de manos y piernas experimentan movimientos rítmicos.

Si usted está sufriendo de MPE y que desea tratar, entonces es necesario que usted visite a su médico y le han diagnosticar oficialmente que está experimentando este desorden del sueño. Él entonces prescribir diferentes opciones de tratamiento para los síntomas de la MPE.

Su médico le puede aconsejar a evitar las sustancias que agravan MPE. Estos pueden incluir el alcohol y la cafeína, ya que hacen los miembros se mueven severamente mientras duerme.

Su médico puede prescribir medicamentos anticonvulsivos para tratar la MPE. Hay una posibilidad de que él va a recetar medicamentos destinados a la enfermedad de Parkinson ya que disminuirá significativamente la gravedad de sus síntomas MPE.

Pregúntele a su médico si puede utilizar ayudas para dormir en caso de que no quieren tomar medicamentos anticonvulsivos. Algunos médicos que pueden recetar medicamentos para asegurarse de que tienen un sueño más profundo.

Después de haber tomado medicamentos recetados, visite a su médico de nuevo para su seguimiento. Se puede ajustar la dosis dada anteriormente a usted o que puede alterar sus medicamentos en función de su estado actual.

Cuando los trastornos del sueño Do Begin?

En primer lugar, quiero tener tiempo para asegurarse de que entiende que los trastornos del sueño no son a menudo la culpa de cualquiera de los padres. trastornos del sueño ocurren por diversas razones ya menudo ya que el niño tiene una imaginación hiperactiva o simplemente no pueden adaptarse a un cambio de escenario. Los bebés a menudo sufren a través de la ansiedad de separación, que puede causar un problema de sueño y convertirse en un trastorno del sueño. Debido a estos factores de la vida simplemente suceden a su hijo, como lo hacen con el hijo de nadie, es extremadamente importante que nunca para tomar cualquiera de estos trastornos del sueño personalmente. Cuanto más deje trastorno del sueño de su hijo le afecta, más difícil será para su hijo a superar el trastorno. Como padres, nuestra culpa es a menudo alta. Aunque no puedo decirle que no siente ninguna culpa,

Muchos padres no piensan que su bebé tiene la edad suficiente para desarrollar un trastorno del sueño. Por desgracia, este pensamiento es erróneo. Su niño puede desarrollar un trastorno del sueño ya en pocos meses de edad. De hecho, los trastornos del sueño en los niños pequeños están creciendo. Según un estudio reciente, a todos los que dos de cada tres niños de diez años de edad y más jóvenes tienen un trastorno del sueño. Debido a este desarrollo reciente, los médicos han comenzado a discutir la importancia de la creación de la siesta y la hora de dormir rutinas ya que se ha demostrado para ayudar a su niño a combatir fuera de cualquier trastornos del sueño. Es importante tener en cuenta que los trastornos del sueño no siempre comienzan porque el niño no obtiene una buena noche de sueño. Si bien esto puede ser un factor, como acostumbrarse a quedarse hasta más tarde o ser capaz de conciliar el sueño cuando y donde les da la gana, hay una gran cantidad de otras causas de los trastornos del sueño,

En la parte superior de estudiar las causas de los trastornos del sueño en los niños, los médicos han estudiado más en qué tipo de problemas se enfrentan los niños debido a la falta de sueño. De acuerdo con un estudio realizado en la Universidad Northwestern Medical Center, los investigadores encontraron que los niños a menudo tienen problemas de comportamiento cuando no duermen lo suficiente. Sin la cantidad adecuada de sueño, los niños pueden adquirir trastornos psicológicos, como la ansiedad y la depresión. Por lo tanto, algunos de los factores que pueden causar trastornos del sueño son también factores que se enfrentan los niños cuando no duermen lo suficiente.

Ya he hablado de lo trastornos del sueño pueden hacer a su hijo en el capítulo 2. Ahora voy a centrarse en qué y cómo estos se desarrollan trastornos del sueño. También voy a ver cómo se puede limitar las posibilidades de desarrollar un trastorno del sueño de su hijo y sugerir soluciones que puede probar si su hijo presenta un trastorno del sueño.

Un niño puede desarrollar un trastorno del sueño en casi cualquier edad. Aunque la mayoría de los recién nacidos no tienden a desarrollar trastornos del sueño, que no es desconocida. Sin embargo, la mayoría de los trastornos del sueño comienzan a la edad de cuatro a seis meses, sobre todo cuando el cerebro del bebé se vuelve más activo. Por ejemplo, su hijo puede tener una pesadilla sobre una fiesta de cumpleaños por venir, incluso su propia, si sienten que están preocupados por ella o hablar de ello a menudo. Esta es una de las razones por las que muchos pediatras y psicólogos infantiles dicen a los padres que necesitan para hablar en un ambiente tranquilo y calmante voz tanto como sea posible en torno a su bebé o niño pequeño. La verdad es que los adultos nunca se sabe cómo su joven hijo va a interpretar la situación, y especialmente para los bebés y niños pequeños, esta interpretación depende en gran medida de la forma en que escuchan sus padres a hablar sobre un tema. Si su niño siente ira en su voz,

Otra de las razones que pueden hacer que salvaje imaginación de un niño no está recibiendo una siesta durante el día. Desafortunadamente, esto puede suceder a cualquier padre y cualquier niño. No importa cuánto se esfuerce, el médico puede programar una visita durante la siesta, o usted podría tener una emergencia familiar que necesita para atender. En otras palabras, no siempre será capaz de seguir el calendario que ha establecido para su hijo, que puede hacer que el cerebro de su hijo a ser más activo una vez que son capaces de conseguir el sueño. Esto sucede porque su hijo está demasiado cansado debido a la falta de su siesta, lo que hace que su cerebro se vuelva hiperactiva. Esto, a su vez, puede causar pesadillas o terrores nocturnos.

EL ENTRENAMIENTO PARA DORMIR A LOS BEBÉS POR CLARA LA MADRE

Cómo Trastornos impedir el sueño

En realidad, a veces no hay manera de prevenir un trastorno del sueño. Un niño de forma natural tiene un sistema nervioso inmaduro, lo que puede hacer que se orinan en la cama. Por otra parte, un niño no puede controlar si su garganta va a ser lo suficientemente grande para las amígdalas y adenoides cuando duermen. Esto es sólo una parte que nace. Un niño tiene una imaginación activa natural, que puede crear cosas tales como pesadillas y terrores nocturnos. Sin embargo, esto no quiere decir que no se debe tratar de encontrar un factor subyacente. Por ejemplo, si se acaba de mudar a una nueva comunidad, su hijo podría tener problemas para conciliar el sueño, ya que es una nueva ubicación. Esto es típico de un bebé o niño pequeño, sino también un factor subyacente. Usted sabe que su hijo está teniendo problemas de inicio del sueño debido a su nuevo entorno, y una vez que se acostumbran a ella, que será capaz de dormir mejor.

Una forma de prevenir cualquier aparición de problemas para dormir, que pueden convertirse en trastornos del sueño, es recordar a permanecer lo más tranquilo posible cuando hay una lucha con su hijo o en el ambiente que su hijo está en. Un bebé puede detectar fácilmente cuando algo no está bien con sus padres. Ellos saben cuando sus padres están enojado, feliz, triste o frustrado. Un bebé también es muy empático vez que se puede sentir una emoción negativa. Pueden sentirse de esta manera, lo que puede causar que se conviertan exigente y llanto. Esto puede molestar a ellos para ir a dormir, lo que puede hacer que se tardará más y necesita más comodidad, ya que se duermen.

El cuidado de las necesidades de su hijo es otra manera de prevenir los trastornos del sueño. Un niño, si un bebé o niño pequeño, entiende cuando se satisfacen sus necesidades y cuando no se cumplen. Cuando no se están cumpliendo las necesidades, esto puede causar una lucha interna con su hijo. Por ejemplo, pueden sentir que no les está dando lo que necesitan, lo que puede hacer sentir incómodos y desconfiado de ti. Esto puede crear rápidamente el insomnio u otro tipo de trastorno del sueño debido a que su bebé no está completamente satisfecho. Desafortunadamente, no siempre es fácil de entender directamente lo que su hijo necesita en este momento. Esto es especialmente cierto para los nuevos padres, ya que apenas están aprendiendo cómo cuidar a un hijo. Cuando esto sucede, es importante recordar que mientras usted sigue tratando, mantenga la calma y haga lo que pueda para averiguar lo que su hijo necesidades,

Es importante recordar que todos los padres se equivoca y tropieza de vez en cuando. No hay padres perfectos, no importa lo mucho que lo intenten. El truco es aprender de sus errores, adquirir experiencia, y darle a su hijo el amor incondicional y el cuidado. Con esta forma de pensar, usted será capaz de lograr sus objetivos para padres, y su hijo seguirá prosperando en un hogar maravilloso y amoroso.

Capítulo 14: ¿Qué es la parálisis del sueño?

Por lo general asociada con la narcolepsia, parálisis del sueño es más grave. Afecta a un 20% a un 40% de las personas en los EE.UU. y comienza a la edad de 10. Episodios disminución vez que una persona llega a la edad de 17 años de edad. Se produce cuando se despierta de tu sueño o cuando se quede dormido. Este trastorno del sueño hace incapaz de mover los músculos, extremidades o el cuerpo entero. Por lo general, tiene una duración de diez segundos a un par de minutos y, a veces se acompaña de alucinaciones. Tales alucinaciones son auditiva, táctil o visual en la naturaleza.

Los expertos médicos dicen parálisis del sueño puede ser genético. Otras cosas que causan que incluyen:

1. Falta de sueño

2. El consumo de drogas

3. Situada en la parte posterior

4. Cambio de horarios

5. Las condiciones médicas o mentales

En el tratamiento de la parálisis del sueño, tiene que decirle a su cuerpo para estar listo para dormir bien. Tienes que comer adecuadamente durante el día debido a que el tipo de nutrientes que reciba tendrá un efecto sobre el tipo de sueño que tendrá. Obtener al menos de seis a ocho horas de sueño y abstenerse de la siesta a menudo para que no experimentará la parálisis del sueño con frecuencia.

Por la noche, el sueño de su lado porque la mentira en la parte posterior se ha demostrado que promueve episodios de parálisis del sueño. Si usted está teniendo un ataque, no se centran en tratar de despertar. En su lugar, sacarlos de su mente ya que esto debería disminuir la aparición de estos episodios.

Visite a su médico si experimenta continuamente la parálisis del sueño. Usted puede tener otro problema de salud, que debe ser abordado con el fin de que su parálisis del sueño no vuelva a ocurrir.

Los médicos suelen dar dos medicamentos para la parálisis del sueño y uno de ellos es el Ritalin. Esto debe tomarse cada mañana para que funcione durante todo el día. Este medicamento regula los ciclos de sueño y trata la parálisis del sueño experimentado por algunos adultos.

Otro medicamento es Clonazepam que deben tomarse antes de dormir. También regula los patrones de sueño, pero de una manera diferente de Ritalin. Se dice que es más eficaz que el Ritalin en el tratamiento de la parálisis del sueño.

Siempre visitar a su doctor para un chequeo de seguimiento para que él sabrá si el medicamento recetado o no funcionó. También va a revisar para ver si los ataques de parálisis del sueño están sufriendo están disminuyendo o no.

Capítulo 15: La comprensión nicturia como un trastorno del sueño común

Otro desorden del sueño es la nicturia y es la necesidad de ir al baño y orinar en exceso durante las horas de sueño. Puede ser irritante para los enfermos, porque se despiertan de vez en cuando sólo para orinar. Esto les deja que carecen de un sueño reparador. Existen diferentes causas de la nicturia. Este trastorno tiene ambos síntomas obstinadas tratables y no tratables.

Para tratar la nocturia, usted tiene que primero someterse a cambios de comportamiento. Puede que tenga que limitar su ingesta de líquidos después de una hora determinada. También puede ser necesario para elevar sus piernas durante la hora de acostarse y tomar siestas durante el día. También es posible que tenga que usar medias de compresión de mejorar el flujo de sangre a las piernas y reducir la posibilidad de acumulación de líquido.

Hay medicamentos que los médicos prescriben para la nicturia. Furosemida o bumetanida ayuda a controlar la producción de orina por la noche. Otro prescripción que se detiene o ralentiza espasmos de la vejiga es darifenacina. Los médicos también recetan desmopresina, un fármaco que imita las hormonas que hacen que los riñones liberan menos orina.

Un medicamento que bloquea los receptores en la pared de la vejiga que conduce a una vejiga excesivamente activo es el cloruro de trospio. Un fármaco que disminuye orina producida es Imipramina mientras tolterodina, oxibutinina y

Solifenacin relajan los músculos de la vejiga, lo que reduce la micción nocturna.

Los chinos utilizan un tratamiento alternativo integral como la acupuntura para tratar la nocturia. Este tratamiento se concentra en los riñones de manera que se disminuyen orina producida y quita problemas en el hígado que conduce a desequilibrio urinaria. También se centra en la vejiga, de estómago, riñón y bazo desequilibrios.

También hay hierbas chinas que tratar la nocturia como Psoralea, ooteca Mantidis y semillas de cuscuta china. Estas hierbas se concentran en la curación de los riñones. China Dedalera Raíz y seca corteza de canela son las hierbas que nutren los riñones. raíz de astrágalo ayuda a endurecer el bazo por lo que se controla la necesidad de orinar con frecuencia.

Capítulo 16: Una visión general de hablar dormido

Se le conoce médicamente como somniloquy, pero en términos sencillos que se conoce como hablar del sueño. Es temporal e inocuo y no tiene ningún efecto sobre el sueño, pero cuando usted sufre de ella, puede ser irritante para las personas que duermen con usted.

Cuando se habla en su sueño, habla brevemente o se producen sonidos simples. Hay momentos en que la víctima hace largos discursos. El paciente no recordará lo que se dijo. Hablar del sueño a veces es causada por otros problemas de sueño, el estrés emocional, fiebre y diversos factores externos.

Cuando se tiene episodios de sueño hablando, puede pronunciar palabras al azar, oraciones completas o incluso frases vulgares. Esto se debe a que el cerebro se relaja durante el sueño. Hay casos raros en que la gente grita y esto despierta los que le rodean.

Los niños son los que habitualmente afectadas por hablar del sueño. Estadísticas decir el 50% de los niños del grupo de edad de 3-10 años tienen conversaciones mientras se duerme. El diez por ciento charla mientras duermen más de una vez por semana. Aproximadamente el 5% de los adultos hablar mientras se duerme.

Hay una especie agresiva de somniloquy y esto es RBD que se explicó anteriormente. Este tipo de trastorno del sueño tiene episodios violentos donde el paciente grita, gritos y patadas. Él no recuerda lo que hizo y por lo general se sorprende cuando escucha de tal episodio. RBD ocurre debido a la ansiedad, las enfermedades, los trastornos del cerebro y el estrés extremo.

Una de las maneras de hablar tratamiento del sueño es conseguir una cantidad suficiente de sueño. Los expertos médicos dicen que este trastorno ocurre a las personas que sufren de la falta de sueño. Si descansan regularmente, entonces esto va a disminuir los episodios de habla estando dormido.

Es importante reducir el estrés en su vida diaria con el fin de dejar de hablar en su sueño. El estrés es un factor que aumenta su gravedad y frecuencia. Manténgase alejado de los factores de estrés y hacer actividades para aliviar el estrés, tales como tener un masaje de aromaterapia, hacer yoga o meditación.

Usted también tiene que mantenerse alejado del alcohol antes de acostarse ya que esto puede empeorar el sueño de hablar e interrumpir sus patrones de sueño. Antes de dormir, no consumen grandes comidas ni debe comer bocadillos por la noche ya que estos también interrumpen el sueño. Es importante no consumir alimentos menos de 4 horas antes de dormir. Es también una buena idea mantenerse alejado de café o alimentos azucarados.

Si hablar en su sueño perturba su pareja o si usted piensa que su hablar del sueño es un efecto secundario de otro desorden del sueño, entonces usted debe pagar a su doctor una visita. Él será capaz de diagnosticar su problema y para darle un programa de tratamiento en profundidad.

Capítulo 17: Cómo hacer frente a roncar?

El ronquido se produce si sus patrones de respiración al dormir crean ruido. Este trastorno del sueño pasa a todos los géneros y edades, y según las estadísticas, que afecta a unos 90 millones de adultos en Estados Unidos. Por lo general, afecta a los hombres y los que tienen sobrepeso. Las estadísticas dicen que el 45% de los adultos roncan ocasionalmente mientras que el 25% roncan habitualmente.

ronquido ocasional no es muy grave, pero perturba la persona que yacía junto a la persona que ronca. El ronquido habitual se considera grave, ya que también perturba el patrón de sueño de la persona que ronca. Este problema de sueño se traduce en el sueño que no es relajante y da lugar a la somnolencia y cansancio durante el día.

Un método de curar o reducir el ronquido es a perder peso. Una vez que han perdido peso, se reduce el tejido graso en las vías respiratorias, por lo que el flujo de oxígeno con mayor suavidad.

Otra forma de reducir los ronquidos es el sueño de su lado. Inserte una pequeña bola en su ropa de dormir ya que esto evitará que se dé vuelta mientras duerme.

Para su cuello no doblar, dormir sin necesidad de utilizar una almohada. Elevar la cabecera de su cama para que la respiración a ser más fácil.

El fumar irrita las membranas encontradas en la nariz y la garganta y bloquear las vías respiratorias. Evita las personas que fuman porque el humo de segunda mano es también un factor que contribuye.

No consumir alcohol o aperitivos tres horas antes de dormir por la noche. Trate de evitar los productos lácteos antes de ir a la cama, ya que generan moco en la garganta.

Manténgase alejado de las píldoras para dormir o antihistamínicos mientras se relajan los músculos de la garganta y la respiración obstruir.

También puede comprar productos que le ayudarán a curar el ronquido. Estos incluyen almohadas ronquido y tiras nasales y aerosoles.

Si el ronquido empeora y provoca una tensión en su relación, entonces usted necesita ver a su médico. Puede tener que utilizar dispositivos médicos tales como aparatos dentales, máquinas de presión continuas, posicionadores inferior de la mandíbula, dispositivos orales, implantes y dispositivos de lengüetas de retención. En casos extremos, las adenoides y las amígdalas se eliminan.

CONCLUSIÓN

El sueño avanza el sueño, y es una noción falsa a creer que si se mantiene despierto un bebé durante el día, van a dormir mejor por la noche. El cambio es, en realidad, aparente.

En estas primeras semanas, un bebé es muy versátil y puede, en su mayor parte, dormir en cualquier sitio. Es esencial para buscar sus señales cansados y prever que van a suceder. A esta temprana edad, los síntomas cansados comienzan alrededor de 1 - 1 ½ hora después de despertarse.

Un testamento recién nacido, por regla general, se despierta a sí mismos con el apetito, por lo que los atienden enseguida. En general, usted puede cambiar su pañal a mitad de camino a través de la alimentación. Esto despertarlos si están quedando dormidos para asegurar que completan una alimentación completa.

Algunos bebés durante sus primeras dos semanas tienen sueño día y noche. Si usted tiene un bebé somnoliento durante el día, asegúrese de que ellos se despiertan para comer como un reloj. Esto les permitirá construir su ritmo día / noche al igual que darles los suplementos necesarios para el desarrollo.

Los bebés aman a chupar; de esta manera, el chupete puede ser útil. Si sus agita bebé y se despierta después de sólo 20 minutos de sueño, utilizar el chupete para animarles a volver a dormir para otro ciclo. Asegúrese de no usarlo si se espera para una alimentación.

Si usted cree que ha intentado todo para que su bebé se asiente y el sueño, y nada es a todas luces de trabajo; No están satisfechos y el contenido, y que se agotan, en ese punto ha llegado el momento de buscar ayuda experta individuo. Su bebé depende de usted para funcionar bien y no ser consumido por la falta de sueño. Al obtener asistencia experta en educación; El análisis se puede hacer, y el sueño se puede recuperar dentro de dos o tres días y permitirá a su bebé a dormir bien.

CPSIA information can be obtained
at www.ICGtesting.com
Printed in the USA
BVHW041557040321
601715BV00009B/771